天下文化
BELIEVE IN READING

根治飲食
帶你遠離慢性病

76 種常見慢性病

╳

74 種老化症狀全面預防療癒對策

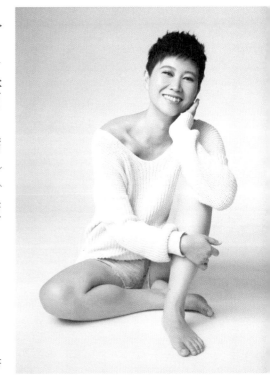

賴宇凡——— 著

BFP009

序｜**聆聽疾病的聲音**

　　我跟自然醫學的緣分，其實是心理學牽的線。當初在心理諮商領域中，突然發現最嚴重的幾名憂鬱症患者都是吃全素的，使我觀察到飲食和心理的關係。自此以後，我見證了心理病患藉由飲食改變而痊癒的過程，所以我那時鐵了心想往營養學裡鑽。但是，我跟主流營養研究單位說明我想用食療讓病患痊癒，卻沒有人支持。因此，我一路走進了自然醫學的營養治療——一個不用藥、只用老天做的東西來支援痊癒的美好領域。

　　由於我見證過食物力量的強大，看到心理諮商個案因為吃得好而痊癒的經驗，所以剛闖進自然醫學時，我只有一個目的：那就是讓我的心理諮商個案因為吃得好而不用再吃藥，快樂生活，早早把我 fire 掉。

　　我踏進自然醫學時讀的第一本書，講的是水喝不夠人就會高血壓，我按書上的理論讓父母每天喝足夠的白開水，他們倆吃了七年的降血壓藥，竟因為血壓降下來而停了藥。

　　水！這麼不起眼的食物都可以讓我爸媽遠離高血壓，那其他的食物還有什麼力量？我統統想知道！

　　這麼多年來，食療強大的力量和身體運作的神奇，從未讓我失望過。不只是我自己和母親的糖尿病痊癒、父母不再高血壓，我還見證了不同病患的各種病症，在適度支援與正確的飲食調養下，慢慢消失。本來一身病的悲觀病人，在天然食物的滋養下，變得精神奕奕、樂觀正向；本來貧乏的生活品質與情趣，因為

重拾生命力而變得豐富精采。

在跟隨著病人與疾病交手了那麼多年，我對疾病已經完全改觀。我以往認為疾病是身體犯的錯，是來找我們麻煩的，尤其是來找中老年人的麻煩。現在我知道，疾病並不是身體的錯誤，它是我們給了身體錯誤環境所造成的結果。疾病不是來找我們麻煩，而是在警告我們，必須修正環境：修正飲食環境、修正與他人相處的環境。而中老年人身上會有比較多疾病，是因為身體環境錯誤的時間比較久，所以症狀就多了。疾病的警告清楚而響亮，我們唯一要做的，就是靜心聆聽它要給我們什麼訊息。

因為要聆聽疾病帶來的聲音，我必須研究身體的運作，我只能說，我對身體佩服得五體投地。身體的運作設計，只能用「鬼斧神工」來形容。了解了身體，才可能找到疾病的根源；找到了根源，才知道要如何從根源支援與修正。

我有很多病患曾反覆罹患重病，每一次病好，他們都以為自己「打敗」了疾病。「打壓疾病」跟「修正環境」是不一樣的：疾病只是症狀的總稱，打壓它，就只是把症狀壓下去，症狀沒有了，就以為疾病沒有了。但是，如果在那個根源，我們給身體的環境依舊是錯的，那打壓下去的症狀，總有一天還是要回來，因為環境沒有根本的改變。但是，如果錯誤的環境已經根本的修正了，那疾病就沒有回來的空間了。

這本書，就是要把根本改變環境的方法交給你們。希望你們因為有方法，進而選擇相信身體。

———— ◆ ◆ ◆ ————

當人在生病時，很難相信自己，我知道，因為我病過。我很清楚那種在陡峭山坡上，腳下踩著碎石，不管你抓哪裡，都無法停止往下滑的驚恐。在嘗試多次後，依舊擦得滿身是傷，只想放棄的挫敗。放眼望去，身旁親友一個個隨年齡增

長而病發的可怕故事，讓你只想揮棒打壓，不願靜心聆聽。但是，你得知道，生命裡的每個災難，都是起源於你不相信自己的時刻。如果一味向外找答案，你就會忘記，答案其實在你體內。只要一懷疑自己，你就無心分析環境、尋求策略。若是停止分析、停止尋求，在醫療的體系裡，你就只能任人宰割；你的健康命運，就絕不在你的掌控之中。

希望看完了這本書，你能和我一樣讚嘆身體的奇妙，希望你能重拾對自己的信心，更希望你能重掌自己的健康命運，長保健康與快樂！

愛你們的 宇凡
2017 年秋

目錄

序
2 **聆聽疾病的聲音**

前言
10 **有一條從健康走向疾病的路，就有一條從飲食回到健康的路**
根治飲食

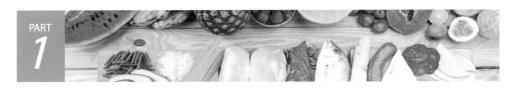

食療保健四大天王

23 **1│消化**
我們的飲食習慣對消化的影響
● 蛋白質吃得不夠多
  ▸ 胃食道逆流、打嗝脹氣、放屁大便很臭、胃潰瘍
  ▸ 指甲頭髮易斷、腸胃炎
  ▸ 十二指腸潰瘍、肝膽堵塞、好油吸收不到、大便浮起來
● 水喝得不夠或喝錯水
  ▸ 胃潰瘍
● 中和或抑制胃酸的藥物

確保消化順暢的方法
- 細嚼慢嚥
- 飲食組合要正確
- 補強胃酸
- 把食物打碎
- 喝對水和喝夠水
- 了解糞便和尿的改變

34 **2｜血糖**

我們的飲食習慣對血糖的影響
- 糖過量但蛋白質（肉、蛋、植物性蛋白質）不夠，血糖一定大震盪
- 咖啡因、尼古丁會刺激血糖上升
- 代糖也會對血糖造成負面影響

確保血糖平穩的方法
- 含有糖分或是會刺激血糖上升的食物要搭配蛋白質（肉、蛋或植物性蛋白質）
- 確實用根治震幅血糖檢測法了解適合自己的飲食組合
- 了解什麼是有糖的食物

43 **3｜排毒**

我們的飲食習慣對排毒的影響
- 精緻澱粉吃太多，大便會黏
- 不吃油或用錯油做菜，導致膽堵塞
- 白開水喝得不夠、利尿飲料喝太多，就會脫水

確保排毒順暢的方法
- 精緻澱粉要適量
- 利尿飲料要適量、水要喝得夠多
- 睡得夠

51　**4｜荷爾蒙**

我們的飲食習慣對荷爾蒙的影響

● 攝取足夠營養才能製造荷爾蒙

● 必需脂肪酸和膽固醇是荷爾蒙的重要原料

確保荷爾蒙平衡的方法

● 吃到荷爾蒙的製造原料

● 確保消化功能運作良好

● 平穩血糖

● 確保排毒管道暢通

● 了解自己使用的產品是否含有荷爾蒙

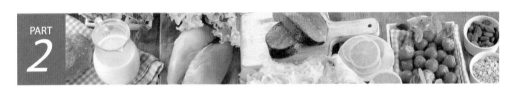

PART
2

這些慢性病是怎麼來的？該怎麼改善？

59　**1｜太胖 / 太瘦**

66　**2｜高血糖 / 低血糖 / 糖尿病**

72　**3｜心血管堵塞 / 血管硬化**

76　**4｜牙周病 / 牙齦流血**

80　**5｜手指（手掌）或腳趾（腳掌）發麻**

82　**6｜飛蚊症**

84　**7｜視網膜剝離**

86　**8｜眼睛中風 / 腦中風**

89　**9｜黃斑部病變**

92　**10｜青光眼**

93　**11**｜白內障 / 角膜混濁

96　**12**｜聽力退化（重聽）/ 耳鳴 / 眩暈

101　**13**｜高血壓 / 低血壓

110　**14**｜痛風 / 尿酸過高

114　**15**｜腎功能減退

118　**16**｜失智症

123　**17**｜女性更年期

130　**18**｜男性更年期

136　**19**｜帕金森氏症

144　**20**｜陰道發炎（陰道乾、陰道癢、陰道有異味）

150　**21**｜甲狀腺亢進 / 甲狀腺機能減退

159　**22**｜乾眼症 / 突眼症

161　**23**｜骨質疏鬆 / 蛀牙 / 指甲頭髮易斷裂 / 心律不整 / 抽筋

167　**24**｜腎結石 / 膽結石

173　**25**｜憂鬱

181　**26**｜睡眠問題 / 呼吸中止症

189　**27**｜夜尿症

191　**28**｜攝護腺腫大

195　**29**｜尿失禁

200　**30**｜性欲降低

205　**31**｜不舉 / 早洩

210　**32**｜退化性關節炎 / 椎間盤退化症 / 筋膜炎 / 皺紋 / 骨刺

218　**33**｜五十肩

222　**34**｜肌少症

225　**35**｜癌症

236　**36**｜自體免疫系統疾病

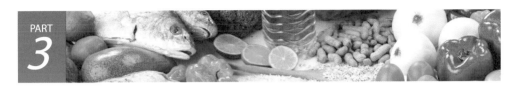

PART 3

預防是最好的養生之道

247   **1｜預防勝於治療**

255   **2｜骨關節保養**

257   **3｜視力保健**

259   **4｜皮膚保養（預防老人斑）**

261   **5｜腦力提升**

263   **6｜心血管保養、預防三高/三低**

269   **7｜牙齒保健**

271   **8｜消化保健**

273   **9｜血液循環保健**

附錄

276   **聰明使用保健食品的方法**

278   **食療保健快問快答**

後記

295   **追求健康是為了愛與被愛**

300   **參考資料**

*如服用任何保健食品，務必諮詢專業醫師，審慎評估是否會與正在服用的藥物衝突。

前言 |

有一條從健康走向疾病的路，就有一條從飲食回到健康的路

　　我以前以為，我們的疾病都是來自基因遺傳，所以我在 33 歲得糖尿病時就覺得，那就怪我媽好了，因為我媽也有糖尿病。我媽說，都怪我外婆，因為外婆也有糖尿病。但是，當我成為自然醫學營養治療師後，在門診見到的情況，卻不是基因主導疾病。我會這樣說，是因為如果一切都是基因造成，那這個人得病就是宿命，不可能好起來。可是，我卻日日見證許多人因為改變了生活與飲食型態，而開始遠離疾病。

　　我後來發現，除了基因能遺傳外，人還能遺傳生活與飲食習慣。怎麼說呢？

　　祖父母的飲食方式，會傳給爸媽，因為我們會怎麼吃、吃什麼，多半是在家裡養成的習慣。而爸媽會怎麼吃、吃什麼，也會傳給我。這樣一來，他們吃的習慣如果最終會引發疾病，我也有可能會因為吃的習慣跟他們一樣，而引發同樣的疾病。就像我外婆愛吃麵食，所以我媽也常做麵食，我也跟著愛吃麵食，麵的糖分很高，所以我們祖孫三代都得了糖尿病。

　　你想想，大家剛出生時，多數是健康且沒有病痛的，如果是基因有問題，不是應該一生下來就有問題嗎？但是，我們都是後來才生病，而且常是跟父母生一樣的病。這表示除了基因遺傳外，「飲食遺傳」影響也很大。也就是說，我們會走向疾病，是因為我們走上了一條錯誤飲食的路，是它把我們帶往疾病的。

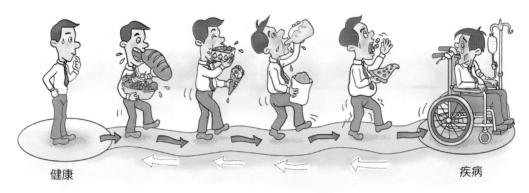

人會生病，都是因為他走上了一條往疾病走的路。只要找得到那條路，一定能夠走回健康。

　　這個發現是一個天大的好消息，因為如果我們能找到這條路，那我們就能往回走，吃回健康。

　　我發現，只要我們用心尋找、決心改變，就一定找得到那條路，所以我能夠日日見證病人改變飲食後開始走回健康。也就是因為如此，我和我媽都因為食療成功而擺脫了糖尿病。

　　你一定會想，我已經吃得這麼好，沒有改善的空間了，我會有這個那個病一定是遺傳來的。但是，你真的吃得「很好」嗎？你知道你那套少油少鹽的飲食原則，其實是美國農業部設計的嗎？

　　美國農業部並不是掌管民眾健康的單位，他們管的是農產品的銷售。所以他們建議民眾的飲食原則，並不是為人體設計的。也就是說，你一直拿來當作最高指導原則的飲食組合，其實是配合美國農產品產量而設計的。

　　很多人本來吃得好好的沒病沒痛沒症狀，但是去看醫生，檢查結果這個太高、那個太高，他們被嚇到了，就開始用少油少鹽那套改變飲食，結果反而出現一大堆症狀。但是，我們本來相信的研究真的是正確的嗎？

　　你知道嗎？美國人怕膽固醇高，所以衛生主管機關要民眾少吃膽固醇，多年後，才發現「吃進去的膽固醇」根本不等於「血液裡的膽固醇」。因此在 2015

年，美國飲食原則建議小組把膽固醇攝取上限取消了。

所以，如果你愈吃，病卻愈來愈多，藥也愈吃愈多，你就該想想，自己到底是怎麼吃的？ 如果你愈吃，得的病跟父母愈來愈像，那你就該看看，他們到底是怎麼吃的？如果這樣吃，病卻愈來愈多，那你該怎麼找到那條路，從疾病走回健康呢？

根治飲食

各類飲食方式五花八門、琳琅滿目，讓人眼花撩亂、不知所措。大部分飲食方式的最大問題，就是以固定單一規格套用在所有人身上。但我們都知道，即使是穿同一款鞋子，每個人都還需要不同的 size，更何況是飲食，怎麼能不考慮每個人的身體狀況？

這就是為什麼我要向大家介紹「根治飲食」，因為它是唯一可以用科學方式個別化調整的飲食方式。根治飲食很簡易，它只有三個原則：

一、根治飲食黃金組合
二、第一口吃蛋白質（肉、蛋或植物性蛋白質）
三、補足水

● 根治飲食黃金組合

大部分人只要掌握每一餐有一份蛋白質、一份菜，澱粉不超過 20%（2：2：1＝體積比），就是均衡的。但是，如果你吃素，那一份植物性蛋白質裡已經含有澱粉，所以不能再外加澱粉了。這個比例不用精算重量，只要目測即可，就是盤子裡有一份蛋白質、一份菜、澱粉占這一餐的 20%。如果你剛入門，又沒有高血糖或低血糖的問題，只要按這個比例去吃，就能夠感受到均衡飲食的效力。

但是，我要特別提醒的是，每個人能承受的澱粉量其實都不一樣，對不同種類的澱粉承受度也不一樣。比如我吃一片豬排，只要吃三口米飯，血糖就會大震

盪；也可能我同樣吃這片豬排，配上一碗麵，血糖仍然平衡。所以，真正的根治飲食黃金組合，應該是要找到最適合你的飲食組合；而最適合你的飲食組合，必須要按照根治震幅血糖檢測法來檢測。

因為每個人的身體都跟別人不同，所以一種比例不可能套用在所有人身上。想要找到為你量身訂做的根治飲食，就用根治震幅血糖檢測法實際檢測，這樣一來，你到底該吃多少肉、該吃多少菜、該吃多少澱粉，就不用猜了，這就是你的根治飲食黃金組合。

我知道你會說什麼。「我又沒有糖尿病，為什麼要測血糖？」

問題是，你沒有糖尿病，並不表示你吃錯了不會造成血糖震盪。

血糖震盪（glucose variability, glycemic variability），就是當你糖分吃過量了，血糖會一下子升得好高好高，過一會兒又掉得好低好低。當它升得很高時，你可能會覺得精神超好，但當它掉下來時，你就會精神不濟，特別累又睏，或是冒汗、手抖、頭暈。為什麼血糖跟精神有關呢？因為血糖就是你的能量來源，如果它過多或過少，身體運作都會出問題。

你可能會說，我都沒吃糖，血糖不會升很高啦！

你確定嗎？以下的食物你有沒有常吃？

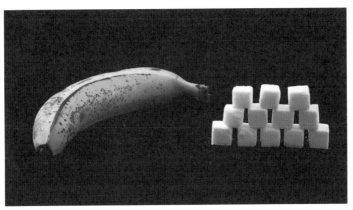

1 根 105 克香蕉含糖量＝12 顆方糖（作者提供）。

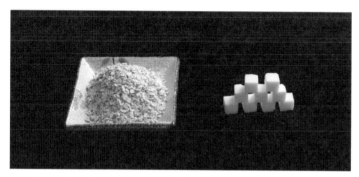

56 克沒有加糖的燕麥含糖量＝9 顆方糖（作者提供）。

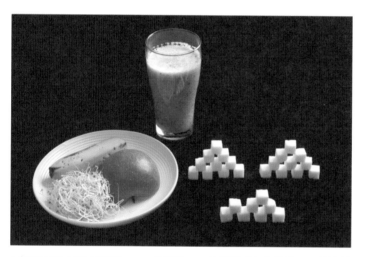

1 杯精力湯（190 克蘋果 + 113 克香蕉 + 20克苜蓿芽）含糖量＝28 顆方糖（作者提供）。

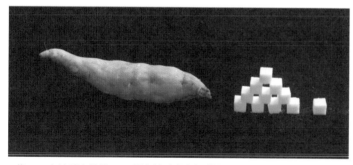

1 條 222 克地瓜含糖量＝11 顆方糖（作者提供）。

　　如果你有吃這些食物，比如地瓜、水果、麵條、米飯、麵包、燕麥、五穀雜糧等，那你就有吃到糖。如果你有吃到糖，加上肉或植物性蛋白質又吃得不夠多，就會震盪血糖。

　　根治震幅血糖檢測法很簡單，你只要測量一天三餐，或是分成三天，每一天各測一餐，馬上就能抓到最適合你的飲食組合。第一天測早餐、第二天測中餐、第三天測晚餐，只要按照以下表格去做飲食血糖紀錄即可。記得，你所吃的點心像是水果、咖啡、茶等都要算進去，因為它們都能震盪血糖。

　　如果你已經出現本書提到的這些疾病（見目錄），強烈建議你買血糖機來測，只要測三次，馬上就會了解最適合自己的飲食組合。那台機器可以作為日常保健的工具，或是幫助家人朋友找出他們的根治飲食黃金組合。

飲食血糖紀錄

第一餐 日期：

飲食內容*	用餐時間*	餐後 1 小時血糖	餐後 2 小時血糖	餐後 3 小時血糖	血糖震幅*

* 有吃的那餐才記錄。

* 從最後一口開始算，比如吃完時是 8 點，那就 9 點、10 點、11 點各測一次。

* 血糖震幅＝餐後血糖最高點－餐後血糖最低點

第二餐 日期：

這一天請測一次餐前血糖（只需要測一次即可，這個餐前血糖值可以測午餐的，也可以測晚餐的，但不能用清晨空腹血糖值代替），記錄在這裡：

飲食內容*	用餐時間*	餐後 1 小時血糖	餐後 2 小時血糖	餐後 3 小時血糖	血糖震幅*

第三餐 日期：

飲食內容*	用餐時間*	餐後 1 小時血糖	餐後 2 小時血糖	餐後 3 小時血糖	血糖震幅*

你可以拿著你的餐前血糖（此後餐餐通用），對照右頁表格就可以知道你測出來的震幅算不算平衡。我們用餐前血糖值來做標準，因為那是你空腹時的血糖平均線，表示當你沒吃東西時，血糖落在哪裡。你的血糖平均線可以判斷你離血糖最谷底 45 mg/dl 還有多少距離。如果血糖低於 45 mg/dl，人就昏迷了。所以，血糖平均線離谷底愈近，愈無法承受劇烈的血糖震盪，飲食更要特別留意。

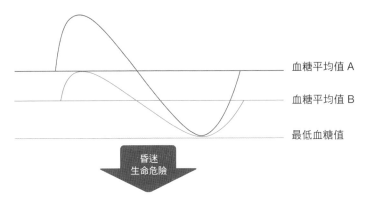

血糖平均值 A

血糖平均值 B

最低血糖值

昏迷
生命危險

藍線代表我們身體能夠承受的最低血糖值，一般人是 45 mg/dl。如果血糖掉下來低於那條線，就會昏迷甚至有生命危險。

在圖上可以看到，紅線的血糖平均值比較高，離藍線比較遠，能夠承受的震盪幅度比較大；而綠線的血糖平均值比較低，離藍線比較近，能夠承受的震盪幅度比較小。

比如，你的餐前血糖是 88 mg/dl，大於 81，所以你的餐後血糖震幅必須小於 40。如果，這餐測出的震幅是 48，大於 40，表示這餐的血糖不平衡，下一餐就要減少有糖分的食物或增加蛋白質和油脂，然後重新測量。如果那餐測出的震幅是 22，小於 40，表示那餐是平衡的。往後你就知道，吃這些分量的青菜和肉，能夠搭配多少糖量和澱粉量了。

	血糖震幅	這餐是否平衡
當餐前血糖大於 81 mg/dl	≧40	不平衡
	＜40	平衡
當餐前血糖為 71～80 mg/dl	≧30	不平衡
	＜30	平衡
當餐前血糖為 61～70 mg/dl	≧15	不平衡
	＜15	平衡
當餐前血糖為 51～60 mg/dl	≧5	不平衡
	＜5	平衡

每個人的血糖平均線所在位置不同，所以用不同的血糖震幅標準來判斷這餐是否平衡。

下圖盤子裡的那個「問號」裡填的就是你一餐能吃的糖量和澱粉量（包括澱粉、水果、甜點）的比例。它到底是整餐的多少％？那個％填好了以後，你就找到最適合你的飲食組合了！只要持續修正、檢測，就一定能找到最適合你的根治飲食黃金組合。

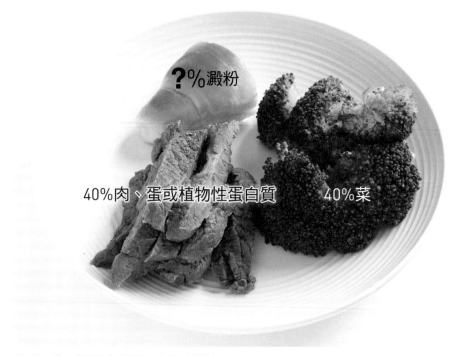

填一填，你一餐能吃多少澱粉、水果、甜點？

每一餐再按照你餓或不餓，依照這個飲食組合的比例去增加食物量，或是減少食物量。這樣一來，不但能夠找到最適合自己的飲食組合，還能找到每一餐需要的量。

● 第一口吃蛋白質（肉、蛋或植物性蛋白質）

根治飲食的第二個原則，就是第一口吃蛋白質（肉、蛋或植物性蛋白質）。要第一口吃蛋白質的原因，是因為蛋白質能夠平衡血糖。

我們的胃並不是一個空殼子，食物進來都攪和在一起。其實我們的胃部是肌肉組織，先進來的先消化。如果我們先吃蛋白質，它先消化就能平衡血糖；但是如果先進來的是米飯這類有糖的，它如果先消化，血糖就會上升得很快。

● 補足水

一般人不把水當營養。但是，其實水是體內最重要的營養。沒有水，就好像沒有能量一樣，事事做不成。

怎麼知道自己有沒有喝夠水呢？你可以觀察尿液，如果尿是微黃或無色，那水就喝夠了，如果尿很黃，那就是稍微脫水，如果尿是橘色的，那就是嚴重脫水了。喝水時應該聽渴覺神經的話，也就是口很渴就喝多些，口不太渴就喝少些，不口渴就不喝。但是，如果你一整天不會口渴，那你一定脫水。建議用體重（公斤）× 33＝cc.，這是你一天需要的飲水量，裝好了這些水量，時時提醒自己把它喝完，持續這麼做直到你開始會口渴為止。當你會口渴時，只要順著口渴的感覺去喝水就可以了。

記得，你的感覺就是在告訴你身體需要的量，不要想去操弄和控制它，因為如果你不聆聽自己身體的聲音，結果不是吃喝得過少就是過多，過與不及，都不健康。

日常飲食按照以上三項根治飲食原則，你就掌握了修正飲食習慣的方法，開始邁向健康之路！

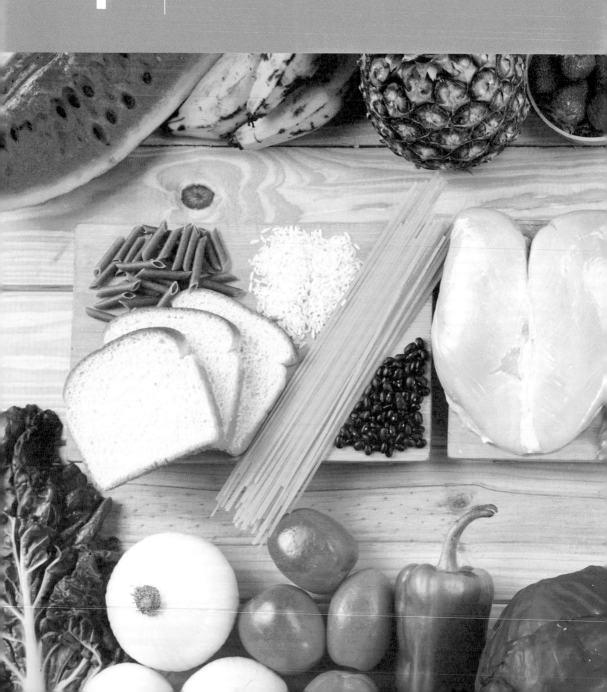

PART 1 | 食療保健四大天王

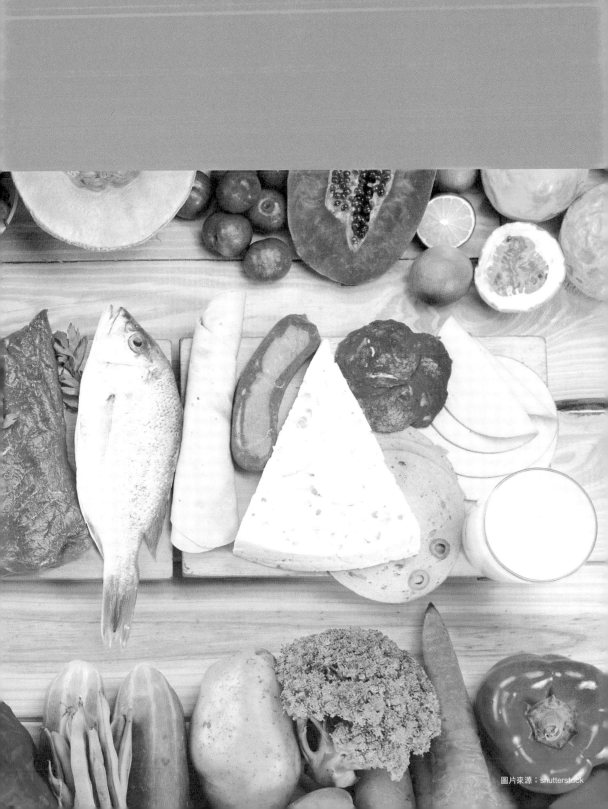

大家都說吃得好、大得順，就容易健康，真是一點都沒錯。吃得好，就是消化好，只有消化好，我們才拿得到食物裡的營養，身體才可以拿營養去建立器官、荷爾蒙、酵素等等。而營養用完了就產出廢物，廢物要能排出去，就一定要順利排毒。

　　但是從進去到出來之間，主導體內運作的兩股勢力，就是血糖和荷爾蒙。身體各部門溝通靠的就是荷爾蒙，而荷爾蒙要開車子到處溝通，那車子所加的油就是血糖。加不了油，我們就無法消化、無法排毒，什麼事也做不成。

　　所以我才說，要掌握有效食療，就一定要搞定這四大天王：消化、血糖、排毒、荷爾蒙。

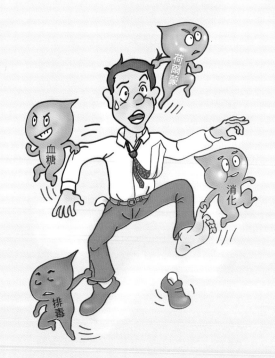

食療保健的四大天王就是消化、血糖、排毒、荷爾蒙。

1 | 消化

　　我們都知道，想要健康一定要吃得好，但很少人知道，其實「消化」跟「飲食」一樣重要。為什麼呢？因為不管吃得多好，如果消化不良，我們仍然無法吸收美好食物裡的營養。消化系統就是那個為你拆解美好食物的大工廠，在那裡，食物會被分解成身體能夠接收的大小。如果消化系統沒把食物拆解好，身體根本無法簽收。

　　在消化系統這個大工廠裡最重要的角色就是胃酸，胃酸就是「消化工廠」的廠長。牙齒先把食物打碎，當食物進入胃裡，食物就把本來很酸的胃的酸度減低，這時賁門（食道到胃的門）開著，幽門（胃到小腸的門）關緊，如此一來，食物就能好好待在胃裡被拆解。

　　等食物拆解好了，就變成了食糜，胃酸廠長就把胃的酸度升高，這時賁門就關起來，幽門就打開了。幽門一開，食物就進入小腸裡。忙碌的胃酸廠長連忙把膽汁和胰液放出來，鹼度很高的膽汁和胰液就把很酸的食糜中和了，這樣一來，不喜歡酸的小腸就不會受傷了。

　　胰液和膽汁繼續把食物拆解得更小，這個就是營養，營養就在小腸裡被身體簽收。膽汁的工作除了拆解油脂外，它也是把腸子蠕動開關打開的人。這時，腸子開始蠕動，食物才可以繼續往前移動，最後，營養簽收完畢，在大腸裡被製

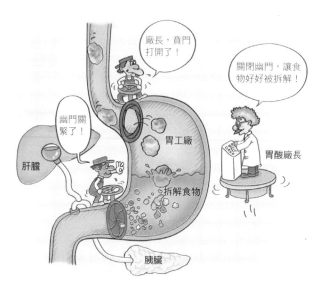

胃酸是「消化工廠」的廠長。牙齒先把食物打碎,當食物進入胃裡,食物就把本來很酸的胃的酸度減低,這時賁門(食道到胃的門)開著,幽門(胃到小腸的門)關緊,如此一來,食物就能好好待在胃裡被拆解。

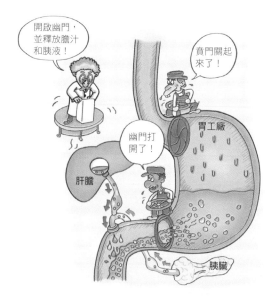

胃酸能夠刺激膽汁和胰液的釋出,順利消化油脂和其他食物。

造成大便，順利排出身體。這就是順暢的消化。食物消化是經過這些步驟才完成的，它是一個環環相扣的過程；少了前面一步，後面一步往往就不能完成。

我們的飲食習慣對消化的影響

● 蛋白質吃得不夠多

由於胃的最大任務就是消化蛋白質（肉、蛋或植物性蛋白質），所以胃酸廠長會上班，都是因為他看到蛋白質送進工廠。如果我們蛋白質吃得不夠，那胃酸廠長就不會來上班。胃酸廠長不來上班，整個消化工廠就要運作大亂了。

以下，就是胃酸廠長不來上班時，消化工廠會發生的問題：

▶ 胃食道逆流、打嗝脹氣、放屁大便很臭、胃潰瘍

胃酸廠長不上班，就沒有人調整食物進來後胃的酸度，蛋白質（肉、蛋、植

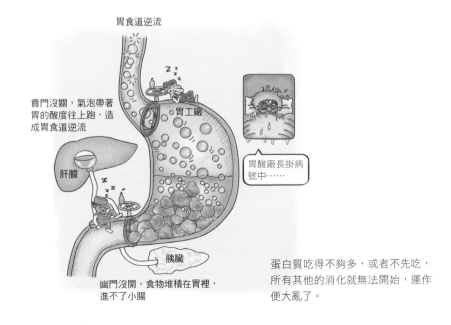

胃食道逆流

賁門沒關，氣泡帶著胃的酸度往上跑，造成胃食道逆流

胃工廠

肝膽

胃酸廠長掛病號中⋯⋯

胰臟

幽門沒開，食物堆積在胃裡，進不了小腸

蛋白質吃得不夠多，或者不先吃，所有其他的消化就無法開始，運作便大亂了。

物性蛋白質）就不能拆解完全，這時，幽門不開、賁門不關。幽門不開，食物就進不了小腸，吃進來的澱粉、糖分就被關在胃裡開始起泡泡，人就開始打嗝、脹氣，很不舒服。這些泡泡帶著胃裡本來就有的酸度往上跑，由於賁門沒關，所以這酸就進了食道，把很怕酸的食道灼傷了，造成胃食道逆流。

又因為胃酸廠長沒來上班，而胃酸廠長就是親自拆解蛋白質（肉、蛋、植物性蛋白質）的那個重要角色。如果我們蛋白質（肉、蛋、植物性蛋白質）吃得不夠多，胃酸廠長沒來上班，或胃酸廠長因為年邁所以上班不勤快了，這時肉的拆解就不完全。這些肉就坐在溫暖的消化道裡開始腐敗壞掉，壞掉的肉就是屍體，死屍是很臭的，所以這時大便放屁就臭得不得了。其實，消化完全後出產的大便，不應該有很重的味道。

如果胃酸廠長這個班是長期愛上不上的，那胃這個本來很酸的環境，就會變調了。如果胃不夠酸，本來很怕酸的幽門桿菌，就會從小腸開始往胃裡的幽門搬家。幽門桿菌的頭是像鑽子一樣的，它鑽進胃部組織就形成了胃潰瘍。

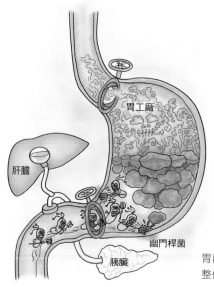

胃工廠

肝膽

幽門桿菌

胰臟

胃酸廠長不來上班，會讓消化工廠整個環境都變調了。

▶ 指甲頭髮易斷、腸胃炎

胃酸廠長除了是拆解蛋白質（肉、蛋、植物性蛋白質）的專人外，他也是拆解礦物質的專人，諸如鈣、鎂、鉀、鐵都要靠他拆解，身體才可以簽收。如果他不來上班，指甲和頭髮的鈣就不足，容易斷裂[1][2]。

胃酸廠長除了隸屬消化工廠，他也兼職免疫部門。因為胃酸廠長的酸度幾乎跟鹽酸一樣，病菌一碰到他，就馬上被燒掉。所以胃酸廠長坐鎮在消化的第一站，就是要抓外面來的各種蟲子、病毒、細菌。但是，如果他不來上班，那我們吃進什麼病菌，就都可以混水摸魚的通過，而跑到腸子裡作亂，形成了腸胃炎。腸胃炎時我們會上吐下瀉，就是因為當初胃酸廠長沒抓到這些壞傢伙，現在身體只好靠吐和拉，盡快把它們排出去。

得了腸病毒該怎麼吃？請參見：https://goo.gl/LsCd1J

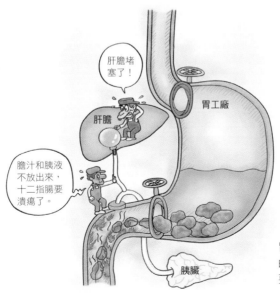

胃酸廠長不來上班，膽汁、胰液的釋出就要出問題，十二指腸就要受傷潰瘍。

▶ 十二指腸潰瘍、肝膽堵塞、好油吸收不到、大便浮起來

胃酸廠長如果沒來上班，最後食物都快爛掉了，胃沒辦法再關著這些食物，幽門被拉開，食物進了小腸。但是，就因為胃酸廠長不在，所以現在沒人把膽汁和胰液放出來。它們不出來，從很酸的胃來到小腸的食物，就沒有膽汁和胰液可以中和酸性，這些食物就開始灼傷小腸最前面那段，也就是十二指腸，造成了十二指腸潰瘍。

又由於胃酸廠長不在，膽汁沒放出來，膽汁是肝臟做的，現在它不能流出去，就只好回流堵塞肝臟，這時，肝膽就同時被堵塞了。再加上膽汁是拆解油脂的專人，它不出來，油脂就無法分解，我們吃的那些美好的油，像很貴的魚肝油，就根本無法吸收，只能從大便裡排出去，這時大便就會浮起來。

● 水喝得不夠或喝錯水

很多人因為怕影響消化、怕減少胃酸，所以不敢喝水，其實這種恐懼是多餘的。我們的胃酸是強酸，而水是中性的，餐間或餐前喝點水，對食物的消化影響不大。但是，如果餐前或餐間喝那種鹼水或電解水，因為它們都是鹼性的，確實會中和胃酸；胃酸不足，就會對消化有負面影響。

在飲食中對消化有最嚴重的影響，是水喝得不夠。當我們口渴有想喝水的感覺時，那個感覺就是身體給我們的警訊：它需要水。餐間喝水並不是只為了補水，而是為了潤滑、幫助食物在消化工廠裡翻攪。當我們水喝得不夠，開始脫水時，最麻煩的問題，就出在脫水最大的症狀就是不會口渴；如果不會口渴，就更容易脫水。

▶ 胃潰瘍

我們胃的環境，平均要比一般的醋至少酸 50～100 倍，保持這麼酸的環境才可以隨時殺死外來的病菌。胃裡頭那麼酸，是怎麼樣才不會灼傷胃壁呢？靠的就

是酸和胃壁之間的鹼水。

　　胃裡除了酸，它還有酵素，叫胃蛋白酵素，專門用來咬斷蛋白質，而胃壁就是蛋白質做的。所以這層鹼水，還能夠保護胃壁，不被胃蛋白酵素咬到。但是，當我們水喝得不夠時，這層鹼水就會變薄，鹼水變薄，強酸有時就會燒到胃壁，或是胃蛋白酵素就有機會咬到胃壁，這樣都能夠形成胃潰瘍。這就是為什麼胃潰瘍的人痛起來都覺得胃在被燒或被千萬隻螞蟻咬一樣[3]。

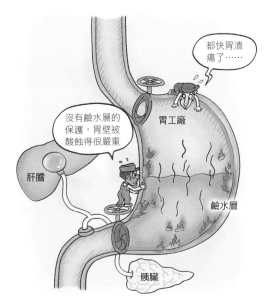

鹼水是阻隔胃酸灼傷胃壁的防衛線，但是水喝得不夠的人，這層鹼水就會變薄，胃酸就可能腐蝕胃壁，形成胃潰瘍。

健康 TIPS

　　水很特別，能產生自體電離作用，也就是它能自己跟自己作用，因此它同時是鹼也是酸。而水又是中性，所以水進入任何溶液中，能夠等量的貢獻酸又能等量的貢獻鹼，所以它對強酸和強鹼的 pH 值影響並不大[4]。

● 中和或抑制胃酸的藥物

當我們吃了中和或抑制胃酸的藥物時，就等於是把胃酸廠長關在禁閉室裡不讓他出來上班。胃酸廠長不能上班時，消化工廠就整個停擺（參見 25～28 頁）[5]。

特別要提醒的是，當我們停用抑制胃酸藥物時，常會出現戒斷反應，而它的戒斷反應就是胃食道逆流[6]。這時請與醫師討論如何處理這個問題。

確保消化順暢的方法

● 細嚼慢嚥

食物在進到胃這個部門前，應該要先被牙齒打碎。但是，如果我們不好好的咀嚼食物，食物進到胃裡時還太大了，就算胃酸廠長拚命加班也是枉然，食物一定無法消化。所以，吃東西時每一口都應該咬 30 下再吞進去。

● 飲食組合要正確

由於能把胃酸廠長叫醒的，只有蛋白質（肉、蛋、植物性蛋白質），所以我們日常飲食一定要吃足量的蛋白質（素食者的飲食建議請參閱《吃出天生燒油好體質》）。

● 補強胃酸

人的胃酸其實是隨著年齡上升而減少的，所以上了年紀的人常覺得消化不良。因此，如果有胃酸不足的各類症狀（參見 25～28 頁），建議每餐前或每餐間補充胃酸（參見「附錄：聰明使用保健食品的方法」）。

補強胃酸時，如果量足夠，那大便和放屁應該都不會有臭味。所以，胃酸買來後，可以從一粒開始吃起，慢慢一粒粒加到大便和放屁不臭為止。但是，如果吃下去覺得胃熱熱的、皺皺的，那就過量了，這時就該減量或停用。

　　我常常看到病人補充胃酸後，因為消化順暢，營養吸收得好了，所以胃酸的製造恢復正常，到最後不需要再補充胃酸，也就停用了。

● 把食物打碎

　　除了胃酸不足外，也有些人不能消化是因為牙齒不夠或沒力了。所以很多高齡長輩都習慣吃能喝下去的食物，比如粥，不愛吃肉或青菜。但是，咬不動或不能消化，並不代表身體不需要肉或青菜。畢竟，我們的肉身並非米或五穀所合成的，所以只吃粥不吃肉和青菜，只會招攬疾病。

　　如果補強胃酸還是無法解除消化症狀，建議把食物打碎。

健康 TIPS

「輕鬆消化餐」簡易五步驟

1. **個人根治飲食黃金組合**
   按個人根治飲食黃金組合去搭配食物，只要比例是對的，量大量小可以按需求不同去調配。

2. **燉骨頭湯**
   骨頭湯富含豐富的礦物質和美好的油脂，是天然補骨配方。燉骨頭湯時記得加一點酒或醋，這樣礦物質才容易釋出（參見《吃出天生燒油好體質》、《28 天超便利根治飲食法》）。骨頭的種類最好常常輪替，這次用牛骨、下次用豬骨，再下次用雞骨。

3. **用果汁機打碎**
   把 1+2 放進果汁機裡打碎，濃稠程度看各人喜好。如果喜歡濃稠一點的口感，則少加一點骨頭湯，如果喜歡稀釋一點的口感，則多加一點骨頭湯。

4. 調味

記得，鹽攝取不足，反而會讓水和電解質失衡。用天然好鹽（不要用精鹽），聽舌頭的話，加到自己覺得食物風味足夠、好吃，才是最剛好的。

5. 用吃的不要用喝的

我們咀嚼食物時，腦子才能接收到我們正在吃東西的訊息，消化才能真正開啟。不只如此，我們只有在咬食物時，才會知道該吃多少量。如果快速用喝的，什麼都容易過量，因為訊息來不及送進腦子要我們停。所以，即使食物已經打碎，不需要咬了，也應該要放慢速度用湯匙好好吃，像喝湯那樣享受過程，食物才能順利吸收。

● 喝對水和喝夠水

咖啡和茶都含有咖啡因，咖啡因利尿，所以喝一杯茶其實並沒有補水，而是脫了一杯半的水。有些人咖啡和茶一喝多，胃就不舒服，那是因為咖啡和茶都會脫水，人一脫水，保護胃壁的鹼水就變薄，胃壁就要受傷。想要消化順暢，讓自己喝夠水是很重要的。

此外，餐前或餐間的飲料或水如果微酸能夠幫助消化，比如在水裡加一點檸檬汁或醋。記得要仔細看那醋是否有加糖，多數市面販賣的果醋都有加糖，選購前先看食品營養標示表或成分原料。

健康 TIPS

如果你發現餐間喝水時，水會一直待在胃裡晃、下不去，有時一平躺反而會倒流回來，讓你吐出酸水，表示胃部環境不夠酸。這時你應該補充胃酸，而且要加到足量，一直到這個症狀消失為止[7]。

● 了解糞便和尿的改變

飲食調整後，尤其是做菜用油換掉以後，常會出現綠色大便，綠色大便通常是本來膽堵塞的人膽疏通的象徵，是個好現象。有些人是一施行根治飲食馬上見到這個現象，有些人則要等兩年。

而施行根治飲食後，尿尿時有泡泡、浮油在水面上，很多人以為是腎臟出問題，其實，那個浮在水上像油一樣的物質就是酮體。如果你的尿裡有層油，那是好事，表示你的身體已學會使用油脂做為能量了！這就是為什麼我說「根治飲食自然生酮」的原因。

健康 TIPS

如果你有腎臟問題，尿裡的泡泡也可能是尿蛋白引起的。但是，它的泡泡通常比較多而大。如果不確定，最好找醫師詳細檢測。

2│血糖

血糖，我們的主要能量來源。

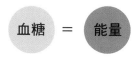

簡單的說，血糖就是「元氣」。血糖的來源就是食物裡的糖，水果裡有糖，根莖類食物如地瓜、馬鈴薯、芋頭裡有糖， 麵包麵飯裡有糖，全麥饅頭裡有糖，甜點裡有糖，很多加工食品裡都有隱藏的糖。因為它是元氣，所以不可以浪費，多出來的身體要存起來，不夠時就可以把存起來的拿出來用。身體要這樣做，因為「多存少補」是保持元氣平穩的不二法門。但是，如果我們補充元氣的速度過快，比如吃過多的糖分或過多的刺激物，讓血糖高升，或使用元氣的速度過快，比如長時間劇烈運動讓血糖墜落，那身體就會累，累久了就要生病。

我們的飲食習慣對血糖的影響

● 糖過量但蛋白質（肉、蛋、植物性蛋白質）不夠，血糖一定大震盪

你吃一片白麵包大概多久會餓？20 分鐘左右吧！那如果加一顆蛋在上面

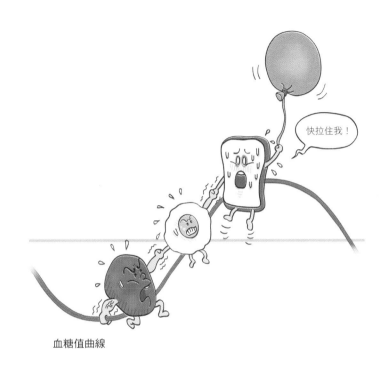

血糖值曲線

快拉住我！

蛋白質和油脂要足夠，才拉得住麵包裡的糖分，不讓血糖快速上升而造成血糖震盪。

呢？是不是可以撐得比較久一點？如果再加一片肉和奶油呢？是不是再更久一點才會餓？

　　會有這個情況，是因為肉可以平衡血糖。肉裡頭有油脂和蛋白質，消化得比較慢，屬於「慢卡路里」，可以平衡像麵包這樣很快消化的「快卡路里」，把血糖拉住，讓血糖不那麼快上升。

　　但是，如果我們吃了過量的糖分，蛋白質卻吃得不夠，也就是快／慢卡路里失衡，那血糖就不平穩了。

　　比如，我們吃以下這樣的飲食組合：

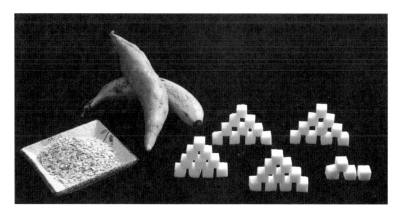

這是很多人的「養生」早餐組合：40 克不加糖的燕麥、226 克的香蕉加上 222 克的地瓜，這些天然沒有外加糖的食物，卻含有那麼多糖（作者提供）。

吃了那麼多糖，卻沒有先吃足量的肉去把糖拉住，這時，血糖就要高升了。血糖升高時，我們體內有位緊張的胰臟小姐，她的工作是壓血糖。血糖上升得愈快，她就壓得愈用力。所以血糖上升到一個程度時，就被胰臟小姐重重的壓下去。等到血糖用力掉下去後，我們就派出強壯的腎上腺先生，他的工作是把血糖舉起來。像這樣血糖快速升降的過程，就是血糖震盪。血糖震盪時我們會特別睏、特別累、頭暈、冒汗、手抖、心悸、手腳麻等。

血糖就是能量，能量一下太多一下太少就像電流一下太大一下太小，久了電器就壞掉了，所以血糖震盪久了，胰臟小姐和腎上腺先生就要受傷了。

● 咖啡因、尼古丁會刺激血糖上升

咖啡因和尼古丁都是刺激物，它們刺激的就是腎上腺先生。腎上腺先生一被刺激，就趕快把血糖舉起來，血糖就上升了，我們也因此而得到能量，精神變好。所以我們一喝咖啡或吸根菸，精神就來了。

但是，因為腎上腺是大力士，所以他一把血糖舉得很高，接著便驚動胰臟小姐去壓血糖，隨後血糖又掉下去了，這樣，就造成了血糖震盪。到後來，我們變

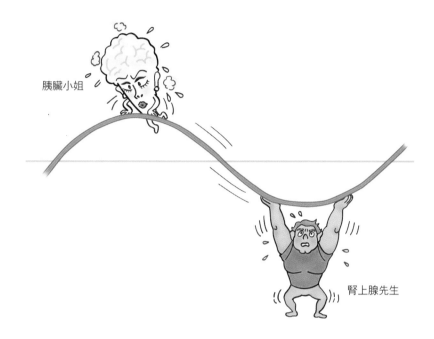

血糖一升上去，胰臟小姐就很緊張的把它往下壓，當血糖又重重掉下去
時，腎上腺先生就要很用力的把它舉起來，這樣就造成了血糖震盪。

得不得不時常喝咖啡或抽菸來提神，就這樣上癮了，往後如果一不喝，就會頭
痛、沒精神、渾身不舒服，引發了戒斷反應。

● 代糖也會對血糖造成負面影響

代糖裡含有苯丙胺酸。苯丙胺酸是壓力荷爾蒙的始祖，腎上腺先生就是用壓
力荷爾蒙去提血糖。這就是為什麼在喝完零卡飲料後，明明那餐吃得很均衡，但
是在吃下一餐之前卻會冒汗手抖，那是因為血糖掉得太快了。血糖會掉得那麼
快，是因為之前被提得很高。

所以，使用代糖並不是不會震盪血糖，只是時間稍微延遲而已。

確保血糖平穩的方法

● 含有糖分或是會刺激血糖上升的食物要搭配蛋白質（肉、蛋或植物性蛋白質）

　　大家最常犯的飲食錯誤，就是有糖的食物單獨吃，或是餐與餐之間抽菸或喝咖啡、茶，這樣做最容易震盪血糖。比如，下午想吃點零食，就吃幾片餅乾啦、吃個蘋果啦，或是餐跟餐間精神不好，就來根菸或喝杯咖啡提神。這些食物如果不隨著蛋白質和油脂之後服用，血糖必定上升，血糖震盪就不可避免。所以，吃水果或餅乾前，要先吃有蛋白質和油脂的東西，比如吃一點肉或蛋。而香菸、咖啡或茶，最好餐後隨即服用，不要等到胃裡已經沒有蛋白質了才吃。

　　你會問，那我可以用植物性蛋白質如花生、黃豆來代替肉嗎？答案是不一定，因為黃豆這類植物性蛋白質同時含有澱粉，有了澱粉就已經吃到糖了，糖加上咖啡，很難不震盪。而堅果類食物不建議代替肉類的原因是，堅果裡含的油脂與肉是不一樣的；堅果裡的油脂是不飽和脂肪比較多，而肉裡的油脂是飽和脂肪比較多，不飽和脂肪平衡血糖的能力沒有飽和脂肪那麼強（比較容易飽、抗餓的食物飽和脂肪就高）。所以，到底吃什麼可以拉住被咖啡和茶刺激上升的血糖，最好是實際用根治震幅血糖檢測法測量，就不用猜了。

● 確實用根治震幅血糖檢測法了解適合自己的飲食組合

　　如果有人跟我說：「我施行根治飲食法很久了，但都沒有瘦。」我就會問：「你今天早上怎麼吃的？」他說：「我吃得很均衡呀，我吃了一顆蛋，再加上一根玉米。」我就說：「玉米是有糖的食物，那你有測血糖你能吃多少量嗎？」多數的答案是沒有。

　　如果你完全不吃有糖的東西，或你不使用刺激物，那你不測沒問題。但是只要你有吃到任何有糖的東西，或服用刺激物，你就不知道你吃一顆蛋，能吃多少

玉米？你就不知道你吃兩塊紅燒肉，能配多少飯？你就不知道，牛肉麵裡的麵、雞腿便當裡的飯，你到底能吃多少？

如果你不測，就只能猜，如果猜錯了，就會一直吃錯。所以，確實做一次根治震幅血糖檢測法，是很重要的（參見 15～17 頁）。

● 了解什麼是有糖的食物

大家都知道甜食有糖，但很少人知道，其實很多非甜點食物裡也含有高糖。

含有高糖的食物包括麵包、麵條、米飯、穀類、豆類。我們對這些食物最大的誤解就是，如果它是全麥的或是五穀雜糧，那它就沒有糖，或者糖很少。其實這是錯誤的觀念。以下是一款市售五穀雜糧沖泡飲品的營養標示，成分包含了豆類、燕麥、糙米、薏仁、蕎麥、各類堅果：

營養標示	
每一份量　35 公克	
本包裝含　15 份	
	每份
蛋白質	5 克
脂肪	1 克
碳水化合物	29 克
膳食纖維	5 克

這已經是很不錯的五穀雜糧沖泡飲品，因為它沒有外加糖。我們怎麼計算這一份 40 公克的早餐裡有多少糖呢？很簡單，由於碳水化合物＝食物裡天然的糖，碳水化合物－膳食纖維＝總糖量，那就是 29－5＝24（克），如果要換算成方糖的數量，就除以 4。所以是 24÷4＝6，這樣的一份早餐含糖量至少有 6 粒方糖。

另一種品牌的五穀雜糧沖泡飲品有外加糖，它的營養標示是這樣的：

營養標示	
每一份量　40 公克	
本包裝含　15 份	
	每份
蛋白質	4 克
脂肪	2 克
碳水化合物	34 克
膳食纖維	2 克
糖	10 克

　　碳水化合物－膳食纖維＝總糖量，那就是 34 － 2 ＝ 32 克，32 ÷ 4 ＝ 8，這份早餐含糖量就是 8 粒方糖。

　　你可以看得到，全麥或五穀類的食物，只比加工過的澱粉要少一點點糖，而且只多一點點蛋白質而已。

　　另一種有糖的食物是水果。我們一直以爲果糖不會影響血糖，其實這是錯誤的觀念。果糖全部都要進肝臟，才能靠肝臟裡的酵素分解。但是，它在肝臟分解過後還是糖，也就是說，它還是會震盪血糖。而 1 根香蕉相當於這麼多糖，可以想見它會如何震盪血糖了。

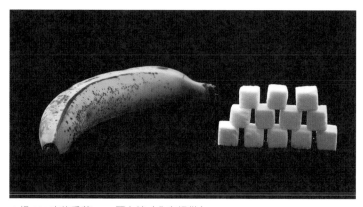

1 根 105 克的香蕉＝12 顆方糖（作者提供）。

再加上肝臟裡分解果糖的酵素是有限的，所以水果過量，其實很傷肝[8]。

另一種高糖食物，大部分人都以爲它沒糖，那就是像地瓜、馬鈴薯這類根莖類食物。我還沒學營養醫學前，也犯了這種錯。那時我媽診斷出糖尿病，讓我很緊張。女兒晚餐前本來最愛吃的點心是巧克力餅乾，我那天趕緊把那包餅乾搶過來說：「我們家有糖尿病的基因，你從現在起不可以再吃巧克力餅乾了，唔，你吃洋芋片，這是鹹的。」我以爲，只要不是甜食、只要不是餅乾蛋糕，就沒有糖。其實根莖類食物糖很多的，比如 1 條地瓜就相當於那麼多糖：

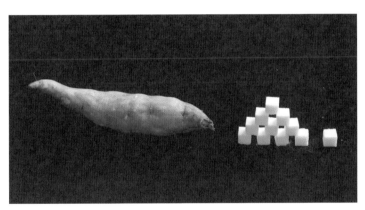

1 條 222 克地瓜含糖量 = 11 顆方糖（作者提供）。

常常有人問我：「什麼是高糖的根莖類食物？」很簡單，你就去超市看，只要做得出「粉」類、可以拿來勾芡的就是高糖的食物。比如，你可以在超市找到地瓜粉（蕃薯粉）、玉米粉、芋頭粉、馬鈴薯粉等，這些都是高糖根莖類食物（芝麻粉、花生粉、杏仁粉、椰子粉是種子類，並非根莖類食物，無法拿來勾芡，因此不算在內）。

所以，雖然地瓜、芋頭、玉米、五穀雜糧這類天然食物的營養比蛋糕餅乾豐富，但它們依舊是糖分非常高的食物，如果單獨食用還是會震盪血糖，所以攝取

量還是要注意。如果一餐中已經有吃到這類天然澱粉了，應該直接算成澱粉量。但是，還沒做成粉的原形根莖類食物纖維較多，營養較豐富，所以它們是比精緻澱粉（麵包、饅頭、麵條等）更理想的選擇。

3｜排毒

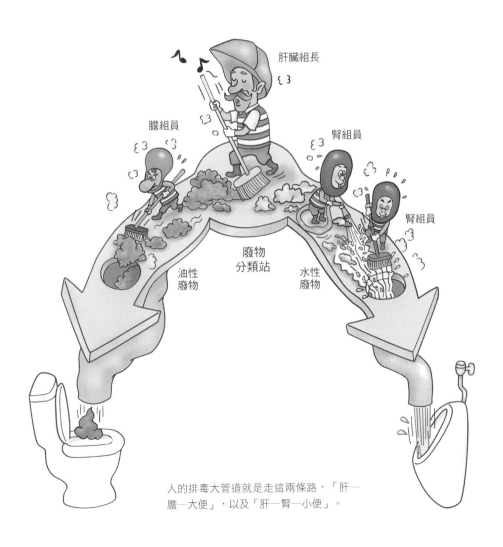

肝臟組長

膽組員

腎組員

腎組員

油性
廢物

廢物
分類站

水性
廢物

人的排毒大管道就是走這兩條路，「肝—
膽—大便」，以及「肝—腎—小便」。

　　大家都知道排毒很重要，但很少人知道排毒管道到底是什麼。排毒這個部門專門掌管身體的清掃工作。清掃人員分成兩組人馬，他們的組長就是肝臟。肝臟組長接收到毒——也就是身體用完剩下的廢物，肝組長再把不同種類的廢物分別交給膽和腎。油性廢物是膽負責清掃的，水性廢物是腎負責清掃的。膽把油性廢物掃出去後，由大便把它們運出身體；而腎把水性廢物掃出去後，由小便把它們運出身體。

我們的飲食習慣對排毒的影響

● 精緻澱粉吃太多，大便會黏

　　麵粉加了水以後，會呈現下圖這樣的黏糊狀：

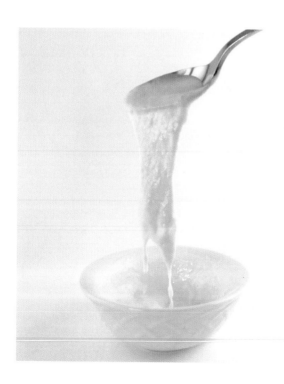

麵粉一碰水就是這樣黏黏的。想想看，當你精緻澱粉吃多了，大便是不是也像這樣黏黏的？（作者提供）

　　而當我們麵粉、穀粉、米粉、綠豆粉等這類精緻澱粉吃得太多，平時很順暢不沾屁股的大便，就會像上圖這樣變得黏黏的，要用好多張衛生紙才擦得乾淨。所以，精緻澱粉吃太多，就容易便祕大不出來，因為黏黏的大便經過腸子蠕動，很難推出來，形成宿便。

　　當我們大便堵塞出不來的時候，整條清掃油性廢物的小組就大塞車了。現在這個重要的「肝—膽—大便」排毒管道，就要癱瘓了。

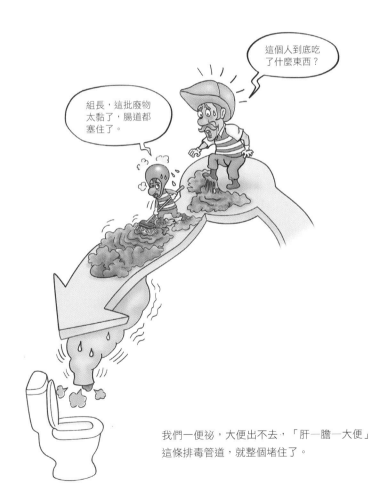

我們一便祕，大便出不去，「肝—膽—大便」
這條排毒管道，就整個堵住了。

● 不吃油或用錯油做菜，導致膽堵塞

我們的「膽」汁是膽固醇做的，膽固醇是油性物質，而油性廢物都是膽那一組在清掃的。所以，如果我們油吃得不夠多，膽汁就會不足，膽汁不足，那「肝—膽—大便」排毒管道就要癱瘓了。

由於膽固醇被汙名化將近半世紀，所以大家不敢吃動物油或是飽和脂肪酸高的油，很多人做菜都是用植物油。其實，動物油（豬油、雞油、鴨油、鵝油、羊油、牛油）或是像椰子油、奶油這種飽和脂肪酸高的油，是最不怕氧、最不怕熱、最不怕光的油。所以，以前阿媽把豬油擺在熱鍋旁方便做菜，它也不會壞，這類油是最適合用來高溫熱炒的油。

而橄欖油、苦茶油、麻油這類油，富含單元不飽和脂肪酸，它們稍不怕光、稍不怕氧、稍不怕熱，所以如果是經過冷壓萃取，再裝進暗色瓶子裡，就可以保存食用。但是，因為它們還是怕熱，所以這類油不建議拿來高溫熱炒。你想，去買冷壓橄欖油回來，卻把它放進高溫熱鍋裡，是不是很矛盾？

這類油不可以拿來熱炒，卻可以用來涼拌或低溫炒。如果要用高溫炒，例如做麻油雞，可以先下一點豬油、雞油，然後再下麻油，這樣單元不飽和脂肪就可以被飽和脂肪保護好，不會遇熱就壞掉。

市面上常見的葵花籽油、葡萄籽油、沙拉油、玉米油等，這類富含多元不飽和脂肪酸的油，最怕氧、最怕光、最怕熱。所以，它們大部分都是一出種子或一出殼就壞掉了。你想想，葵花籽放桌上大概兩週就壞掉，那個壞掉的味道就是油耗味，那葵花籽油怎麼能用上個把月呢？

這就是為什麼煉油時，要把這些已經耗掉的油經過 12 道精煉程序，做化學去味和漂白的工作，這樣才聞不出來它壞掉了。可以說，這些油已經不再是原本的樣子了，它們屬於加工油，上架時就壞掉了。

這些加工油不建議拿來做菜；想吃這些油，最好直接吃種子。比如，要吃葵花籽油，就直接吃葵花籽。

　　當我們用對油做菜時，抽油煙機就很好清理，那些油漬用熱抹布一擦就掉。但是，如果我們用錯油做菜，抽油煙機就會很黏，要噴清潔劑用力刷才刷得掉。由於膽汁是油脂做的，因此，我們吃進什麼油，膽汁就會是什麼樣子。

　　如果我們用對油做菜，膽汁就會稀釋易流動，不容易堵塞在膽裡，造成膽的病變。如果我們用錯油做菜，膽汁就會像抽油煙機的油漬那樣變得很濃稠；膽汁一濃稠，膽就會堵住，由於膽汁是肝臟製造的，所以膽一堵住，那肝也好不到哪裡去。肝膽一堵住，這條重要的排毒管道就堵塞了，無法把油性廢物掃出去。

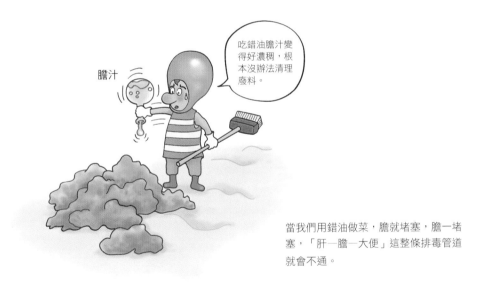

膽汁

吃錯油膽汁變得好濃稠，根本沒辦法清理廢料。

當我們用錯油做菜，膽就堵塞，膽一堵塞，「肝—膽—大便」這整條排毒管道就會不通。

● 白開水喝得不夠、利尿飲料喝太多，就會脫水

　　茶、咖啡都是利尿飲料，所以我們一喝就想尿尿。除此之外，酒精也是強力的利尿飲料，這是為什麼我們宿醉時會頭痛，因為脫水造成腦部供氧不足，所以神經會痛。因此喝太多這類利尿飲料，很容易脫水。當我們白開水喝得不夠多，利尿飲料又喝太多時，就一定脫水。脫水就是身體內的水不夠了，這時，它就不

敢放水出去。水出不去，水性廢物就無法被運出去，「肝—腎—小便」這條排毒管道就被堵死了。

我們可以看得出來，膽、腎這兩個清掃小組如果工作不力，廢物就出不去。這時，肝只好招來備用排毒管道，那就是皮膚。皮膚是我們第三大排泄器官，它很特別，可以同時排泄油性和水性廢物。水性廢物是由汗運出去的，這就是為什麼汗跟尿的成分那麼像。而油性廢物會從皮膚上突出來，一直到它破掉被擠出來。這就是為什麼肝膽、肝腎這兩大排毒管道如果不通，那個人就可能坐著不動都會汗如雨下，或者他很少流汗，或者他已經五十幾歲了，還在長成人痘。

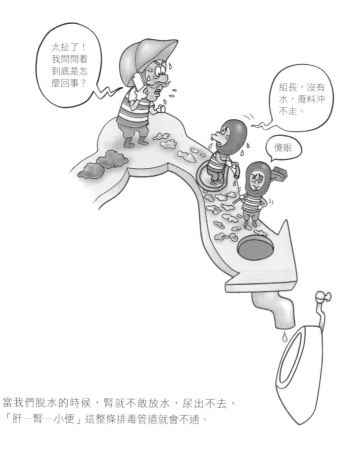

當我們脫水的時候，腎就不敢放水，尿出不去，
「肝—腎—小便」這整條排毒管道就會不通。

確保排毒順暢的方法

● 精緻澱粉要適量

我們精緻澱粉是不是吃得太多，很容易就能發現——只要發現大便黏黏的不好擦，就是過量了。非精緻澱粉因為纖維多，大便應該是咻的就出來了，根本不會沾黏屁股，用衛生紙擦只會有一滴滴大便而已。大便能通暢，一半的排毒部門就運作正常了。

● 利尿飲料要適量、水要喝得夠多

當我們水喝得夠多，尿排得出來，這另一半的排毒部門也就運作正常了（觀察自己是否脫水，參見 19 頁）。

● 睡得夠

由於肝是排毒部門的組長，當它一堵塞，整個排毒部門就沒績效。肝臟組長

健康 TIPS

如何檢測自己的「肝—膽—大便」以及「肝—腎—小便」排毒管道有沒有堵塞？

如果一個人便祕，那他的「肝—膽—大便」這條排毒管道必定堵塞。

如果一個人有荷爾蒙失衡症狀，或是長痘痘、女性經期胸部腫脹、有子宮增生、卵巢囊腫、攝護腺腫大，那他有可能「肝—膽」這條排毒管道已經堵塞。

如果一個人坐著不動也汗流超多，汗臭味很重，或是很少流汗，那他的「肝—腎—小便」排毒管道很可能是堵塞的。

上班時間是晚上 11 點到凌晨 3 點，他會在這個時候上班，是因為那時我們都在睡覺，能量可以從全身調度到排毒部門使用，因此排毒部門都是上夜班。

可是，如果那時我們熬夜不睡覺，導致排毒部門能量不足，肝臟組長就上不了班，排毒部門就開不了門。這就是為什麼睡不夠的人常會有黑眼圈，那就是肝沒排好毒，眼睛下方皮膚薄，很容易顯現。這更是為什麼睡不夠的人也常會滿臉都是痘子。

所以想要排毒順利，養成早睡早起的習慣是關鍵！

健康 TIPS

一天應該排幾次大便／小便才正常？要在固定時間排大便才正常嗎？

以前的人隨地能蹲著大便時，日子不必緊張趕場，飲食全部原形食物，油脂量沒有刻意控制時，那時的人是吃一頓就大一次。也就是，大便是每餐飯後都有，大出的就是前一餐消化完畢的食物。但是，現代人生活緊張忙碌，加上馬桶設計不利刺激排便（不是蹲的），所以大家並沒有每一餐都有大便。因此，在現代生活裡正常的排便，應是至少每天一次。如果你沒有每天排一次大便，在我看來就屬便祕。人一便祕，油性廢物就無法跟著大便排出身體；排毒不利，就容易產生疾病。

至於排便時間，倒不需要一定。但是，如果是每天排一次大便，通常都會落在同一個時間點，這可能跟生活節奏、吃的量、累積的量有關。但大原則是，每天至少應該大便一次。

而小便次數完全要看喝水量，水喝的多尿就多，水喝的少尿就少。小便次數並不是很重要，看小便顏色比較重要。尿的顏色應是近無色或淡淡的黃色，如果很黃很黃，那就表示你脫水了，這也表示你喝的水不夠多，要增加飲水量（參見 19 頁）。

4｜荷爾蒙

　　荷爾蒙屬於內分泌系統的部門，專職於送信叫某個器官做一件特別的事，它聽起來好複雜、看起來好複雜，其實完全不複雜。內分泌系統這個部門裡最重要的架構就是軸線，而荷爾蒙信差就是在這些軸線裡跑，有點像不同路線的地鐵。這個部門裡有很多軸線，比如它有「下視丘─腦垂體─腎上腺」軸，或「下視丘─腦垂體─甲狀腺」軸，或「下視丘─腦垂體─性腺」軸。

　　如果我們把這些軸放在一起，就可以畫出像地鐵那樣的以一個站為中心點，向外輻射的圖。

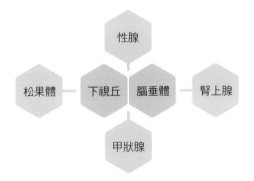

　　內分泌系統裡有各種軸線，「下視丘─腦垂體─腎上腺」軸，或「下視丘─腦垂體─甲狀腺」軸，或「下視丘─腦垂體─性腺」軸，把它們擺在一起，就會看到所有腺體的中心點，就是下視丘、腦垂體；透過它們，所有的荷爾蒙其實都能互相影響。

我們可以看到，中心站就是下視丘、腦垂體，各條線都在那裡交集。為什麼要在那裡交集呢？那是因為不同種類的荷爾蒙信差都要到那裡去開會。開會的時候互相對照一下筆記，像甲狀腺會跟腎上腺碰頭，然後說：「啊，你最近量那麼高喔？好，那我這裡調低一點。」要做這件事的主要原因，是因為整個部門必須達到平衡。如果變化不大，為期不長，那麼你多我少、你少我多的調節方式就可以達到平衡。

從前頁的軸線圖裡可以看得出來，如果有任何一個腺體站關閉，都能夠影響到其他荷爾蒙信差的行駛。

在這些軸線裡，最出名的要屬「下視丘—腦垂體—腎上腺」軸線（HPA），主要的原因是腎上腺參與太多部門的事務了，比如血糖的調整、礦物質的去留、情緒的起伏等等。

特別要提醒的是，如果吃錯了造成血糖震盪，後果就是腎上腺受傷，而腎上腺一出包，「下視丘—腦垂體—腎上腺」這整條線就會被拖垮，整個內分泌系統就都要跟著亂。

荷爾蒙失衡就是內分泌失衡，內分泌失衡就可能出現糖尿病、甲狀腺問題、成長速度問題、骨質問題、體重問題、生育問題、婦女病問題、男性攝護腺或性功能問題、神經問題等等。

我們的飲食習慣對荷爾蒙的影響

● 攝取足夠營養才能製造荷爾蒙

荷爾蒙信差要製造出來，靠的就是食物裡的營養。不同種的荷爾蒙，各自的始祖原料不大一樣，但有一點它們是共通的，那就是身體並不是魔術師，如果我們沒有吃到這些原料，它是變不出來的。荷爾蒙信差始祖原料包括必需脂肪酸、蛋白質、膽固醇等。

● 必需脂肪酸和膽固醇是荷爾蒙的重要原料

必需脂肪酸是像 Omega 3、Omega 6 這樣的東西。Omega 6 可以在各種堅果裡取得；而大家都以為 Omega 3 只能從魚肝油、鮭魚、亞麻仁籽油取得，其實，這世界上所有吃綠色植物的動物都有能力產出 Omega 3，像牛啦、羊啦、吃海藻的魚啦、馬兔鹿等都是吃綠色植物的動物。

而膽固醇這個始祖原料，比較常出現的問題是，我們往往吃得不夠多。膽固醇被汙名化近半世紀了，大家對它避之唯恐不及，但是，從下圖可以看到，膽固醇其實是這麼多荷爾蒙最源頭的原料。

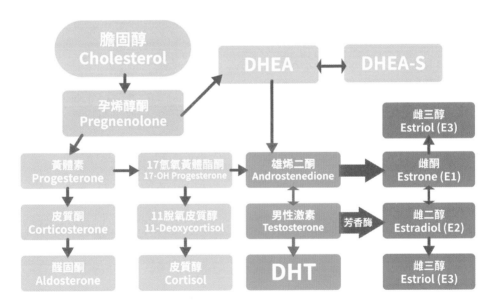

荷爾蒙級聯過程，可以看到，男性和女性荷爾蒙（雌酮、雌三醇、雌二醇）的始祖原料都是膽固醇。

我們可以在這些荷爾蒙中，找到雌酮、雌三醇、雌二醇，它們就是女性荷爾蒙；我們也可以找到男性激素，也就是男性荷爾蒙。所以，當我們膽固醇攝取不足時，男性和女性荷爾蒙都要出問題。

確保荷爾蒙平衡的方法

● 吃到荷爾蒙的製造原料

荷爾蒙不是身體變出來的，它是身體合成的，而合成的原料，就是來自於食物的營養。所以荷爾蒙要足夠，我們就要吃足夠、多元、營養的食物。每天都吃粥，或是只靠咖啡水果支撐精神和能量，是絕對不夠的。

荷爾蒙的原料有油脂、蛋白質，因此，我們應該要均衡攝取富含油脂和蛋白質的食物，身體才有原料能夠去合成荷爾蒙。

● 確保消化功能運作良好

荷爾蒙的原料中有油脂類和蛋白質類，如果我們的消化有問題，這些原料就無法得到完全的分解，我們就吸收不到。

比如，蛋白質是靠胃酸分解的，但如果這個人胃酸不夠，即使他吃了很多蛋白質，也不一定能得到足量的蛋白質，因為他可能無法吸收。又或者必需脂肪酸和膽固醇都是油脂類的東西，但如果膽汁出不來或不夠，即使吃到這些美好的油脂，也無法消化吸收（參見 46 頁）。

因此，荷爾蒙如果有問題，除了要檢視有沒有吃到油脂和蛋白質，還要檢視消化有沒有問題（參見 25～28 頁）。

● 平穩血糖

血糖一震盪，腎上腺先生就受傷，腎上腺先生一受傷，就把下視丘、腦垂體一起拖垮，它們幾個一垮台，整個內分泌系統就要出問題，造成荷爾蒙失衡。

所以，想要預防內分泌系統的疾病，第一要務就是平穩血糖。當血糖不再震盪，腎上腺先生就不會一直得用力的舉起血糖；他就不會受傷。他不受傷，下視丘、腦垂體不會受牽連，整個內分泌系統就能夠穩住，荷爾蒙就不會失衡（平穩

血糖的方法參見 38 頁）。

● 確保排毒管道暢通

由於使用完畢的荷爾蒙是在肝臟拆解開來，有油的部分從「膽—大便」排出去，而有水的部分從「腎—小便」排出去，所以如果這兩大排毒管道堵塞了，荷爾蒙就很可能出不去。荷爾蒙出不去，就會在體內開始累積，造成失衡。荷爾蒙一失衡，原本它作用的部位，就可能不停的發炎、增生、囊腫，人就會生病。

要特別提醒，通常，「肝—膽—大便」這條排毒管道由堵塞轉為暢通時，人的大便會先轉綠。「肝—腎—小便」這條排毒管道由堵塞開始轉為暢通時，人的小便很可能會出現奇怪的異味，有化學味道或很重的味道。遇到這樣的情況，表示排毒管道終於暢通了。如果不確定，請就醫檢驗。

● 了解自己使用的產品是否含有荷爾蒙

由於大部分的保養品和化妝品，並沒有法規規範一定要列出它所添加的荷爾蒙，很多人長期使用含有荷爾蒙的化妝品或保養品，身體吸收了，演變成荷爾蒙失衡。

另一個我的病患常檢測出含有荷爾蒙的產品，是蛋白粉。尤其是賣給健身族群的蛋白粉，常攙有荷爾蒙，消費者在不知情的情況下長期食用，便會造成荷爾蒙嚴重失衡。

如果你做唾液檢測顯示 DHEA 過高，而你並沒有服用 DHEA，那你很可能使用到攙有荷爾蒙的產品，應該好好查出有問題的產品是哪幾項，完全移除它。

PART

2

這些慢性病
　是怎麼來的？
　該怎麼改善？

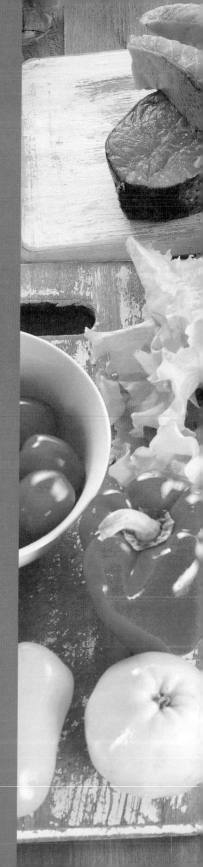

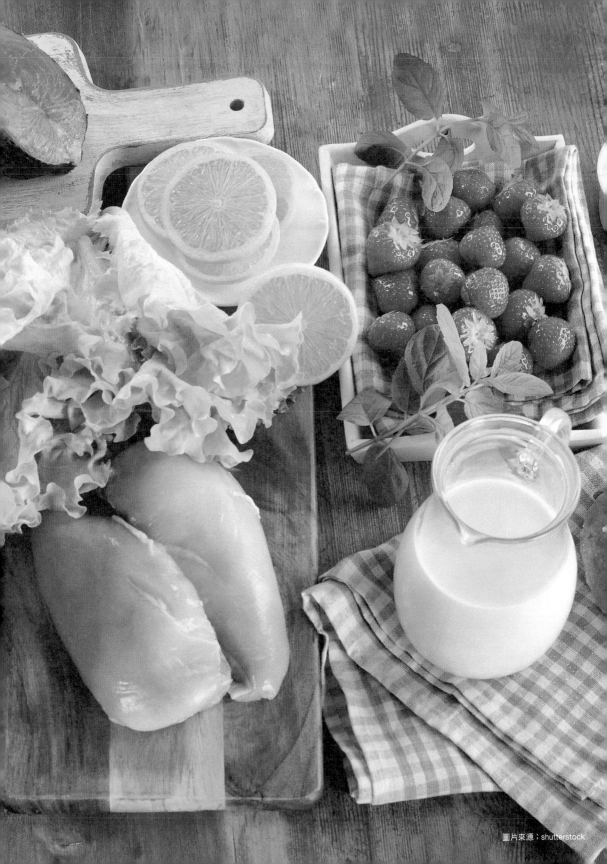

人到了中老年後，消化、血糖、排毒、荷爾蒙這「四大天王」多半已經被操了半個世紀了。消化系統往往因為多年錯誤的飲食組合和吃飯時無法放鬆、又趕又急，而出現了問題。血糖也因為多年錯誤的飲食組合，早已震盪出影響健康的後果。另一方面，因為這個不吃、那個不吃的錯誤飲食習慣，而開始出現荷爾蒙失衡的狀況。此外，我們被教育使用錯誤的做菜用油和長期喝水不足，排毒管道早已開始大堵塞了。

　　當這四大天王沒有被好好照顧，上了年紀的人新陳代謝開始減緩後，本來就已經出現的問題，逐漸放大、惡化，疾病就開始上身。既然四大天王被操壞，多半是因為不對的食物吃多了或好的食物吃得不夠，所以，只要能夠吃對、吃夠，四大天王就能夠恢復機能，重出江湖。

1 | 太胖 / 太瘦

　　血糖震盪久了，胰臟小姐和腎上腺先生就都受傷了（參見 36 頁）。

　　每個人體質不同：有的人胰臟小姐傷得比腎上腺先生快，有的人腎上腺先生傷得比胰臟小姐快。

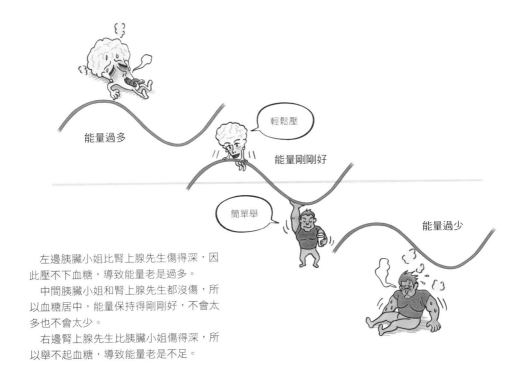

左邊胰臟小姐比腎上腺先生傷得深，因此壓不下血糖，導致能量老是過多。

中間胰臟小姐和腎上腺先生都沒傷，所以血糖居中，能量保持得剛剛好，不會太多也不會太少。

右邊腎上腺先生比胰臟小姐傷得深，所以舉不起血糖，導致能量老是不足。

　　胰臟小姐傷得比較深的時候，血糖如果快速上升，變得懶散的胰臟小姐現在就壓不下去了。血糖＝能量，如果我們能量太多，肝臟就把多出來的能量拿去做成脂肪，做好的脂肪擺在肝的旁邊，這就是脂肪肝。當肝臟旁邊放滿了，就開始往肚子放，這時就出現了啤酒肚。肚子放滿了，就往屁股和大腿放。這個人就會感覺自己連呼吸都會胖，而且肚子屁股瘦不下來！

　　如果腎上腺先生傷得比較深，當血糖快速往下降時，因腎上腺先生不夠強壯，舉不起血糖，這個時候能量就一直不夠，身體不只要把本來存的脂肪拿出來燒，還要把肌肉也拿來燒，這個人就會怎麼吃都不長肉。

　　所以，我們的體重到底會落在哪裡，完全要看咱們胰臟小姐和腎上腺先生角力的結果；他們倆一個壓、一個舉，最後的結果就決定了你的血糖平均線落在哪裡。如果胰臟小姐贏了，我們的血糖平均線就會被壓得比較低。血糖線＝能量線，現在能量老是很少，身體只好趕快把脂肪和肌肉拿出來燒成能量，這個人就老是長不了脂肪和肌肉。

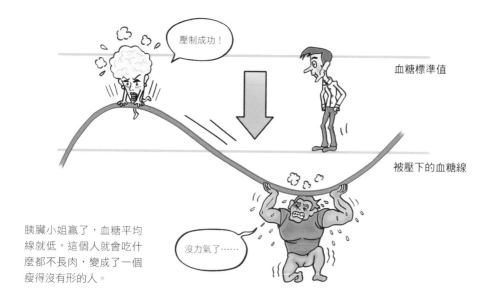

胰臟小姐贏了，血糖平均線就低，這個人就會吃什麼都不長肉，變成了一個瘦得沒有形的人。

但是如果相反的，腎上腺先生贏了，那血糖平均線就會被舉得高高的，血糖平均值老是那麼高，表示能量老是過剩，這時，身體只好趕快把過多的能量存成脂肪，這個人就老是甩不掉肥肉。

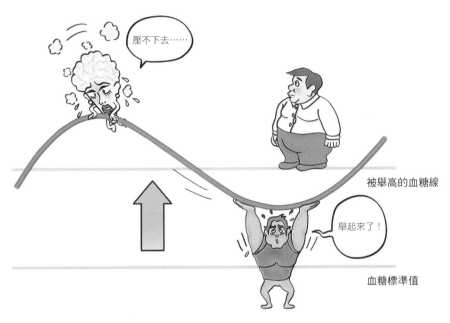

腎上腺先生贏了，血糖平均線就高，這個人就會吃什麼都存成脂肪，變成了一個吸空氣也胖的人。

上了年紀的人，常常會開始消瘦，主要是年紀大了，生活操勞，壓力磨損，以及長期飲食不均加在一起，都能把腎上腺先生耗盡，腎上腺先生一垮，人就不長肉。而腎上腺先生就是元氣之本，他燒完了，生命就結束了。這就是為什麼常有人會在睡夢中走掉或猝死，那就是腎上腺燒完了。

腎上腺先生愈累，人就愈不長肉，肌肉流失快速，骨突柴瘦的。這就是為什麼醫生會說，老人家不要太瘦，要有一點肉比較好。

　　但是，很多人瘦身或增胖用的方法是錯誤的。很多上了年紀的人想瘦身，卻用「水果餐」、「餓肚子」來減肥。或是想增胖的人，吃一大堆飯想要長肉。我們知道，水果和飯這些食物都是高糖的，吃多了血糖就要震盪。血糖一震盪，胰臟小姐和腎上腺先生就會受傷，所以，本來胖的人更胖，本來瘦的人就更瘦了。

　　人太胖或太瘦，就是能量不均的後果。能量是全身運作都要用到的，它太多或太少，就像電力太大或太小一樣，器官最後都要壞掉。這就是為什麼太胖的人多是「三高」，而太瘦的人多是「三低」；這更是為什麼體重是健康的指標。必須提醒的是，三高和三低一樣，都是能量不平穩造成的後果，也都同樣危險（參見 68 頁）。

　　那你要怎麼樣才知道自己是否太胖或太瘦呢？

　　太胖或太瘦的人都有一個共通點，那就是他們都精神不濟、沒有活力，因為他們的能量老是不穩定。當我們血糖開始平穩了，能量就跟著平穩，這時，胰臟小姐和腎上腺先生終於可以喘口氣了，最後血糖平均線移到剛剛好的地方，身材不胖不瘦，精神活力充沛。所以，只要你的身材不胖不瘦，而且整天都精神很好、充滿活力，不管是體重還是身材，便都是處於剛剛好的狀態。

　　請記得，在找到自己的根治飲食黃金組合後，胰臟小姐和腎上腺先生都不再受傷時，我們的體重會往哪裡走，要看胰臟小姐和腎上腺先生哪一個恢復的速度比較快。如果胰臟小姐恢復的速度比較快，那血糖平均線就會先往下移動，這時人就會瘦。如果腎上腺先生恢復速度比較快，那血糖平均線就會先往上移動，這時人的體重就會增加。胰臟小姐和腎上腺先生都同時恢復平衡，是需要時間的，畢竟，他們倆都已經受傷多年了。

　　記得，「標準腰圍」、「標準體脂」、「標準身材」

想知道更多

有關我們的血糖與體重的關係，請參見：https://goo.gl/8vpZGx

這些數字要不是人訂出來的、要不就只是取平均值。如果它只是平均值，那我們每一個不同的人，要把自己硬塞進那個平均值裡，最後一定都得弄傷自己才能塞進框框裡。所以，你到底是不是過輕或過重，應該觀察自己的最佳狀態是哪一個體重（精神＋身材都剛剛好），那才是最適合你的標準體重，往後就用自己的標準體重去維持身材即可。

怎麼樣才能有均衡的身材？

人要有均衡的身材，就要有均衡的血糖，血糖一平穩，能量就平穩。而血糖要平穩，胰臟小姐和腎上腺先生就不能受傷，他們倆只要一個壓得住、一個舉得起，血糖就能保持在中間，我們的身材自然保持適中，不胖不瘦剛剛好。所以，要有均衡的身材，最重要的就是要有平穩的血糖。

以下就是保持均衡血糖／均衡身材的方法：

● 根治飲食

很多上了年紀的人不是不想吃肉，而是覺得咬不動或無法消化，如果有這樣的情況，可以調配「輕鬆消化餐」（參見 31 頁）。如果在根治飲食一段時間後，卻愈來愈瘦，或愈來愈胖，就得用根治震幅血糖檢測法檢查你到底吃得是否均衡。如果測血糖的結果是吃得很均衡，表示很可能是腎上腺生生和胰臟小姐恢復的速度不一樣。

有關施行根治飲食後會有何體重反應，請參見：https://goo.gl/Hww1sh

當腎上腺先生恢復速度比胰臟小姐快時，整個血糖平均線就會往上移動，血糖多了，能量就多，就不斷儲存脂肪，這時這個人就會先胖。當胰臟小姐恢復速度比腎上腺先生快時，整個血糖平均線就會往下移動，血糖下降，能

量就不足，就會一直拿脂肪出來燒，這個人就會先瘦。

● 紓解壓力

人的血糖會震盪，除了飲食能夠影響外，壓力也會引發。上了一點年紀的人，常常是卡在兩代之間的夾心餅乾，上有老、下有小，不但得一肩扛起家計，老的健康、小的學業多半也是操勞的重點。我常常見到的情況就是小的正在考試，老的卻健康出問題躺在醫院，最後夾在中間的被拖垮了，同時診斷出嚴重的病情，真不只是淒風苦雨可以形容。

所以，確保全家吃得正確與均衡，是預防危機最好的方法。而如果在與人相處時出現了情緒，那時去打坐禪修或要求自己正向思考，並不能改變別人對待你的方法；有情緒時，應該正視它、使用它，即時溝通以改善關係，才可能真正紓解壓力。

「情緒」的英文是「emotion」，字尾的「motion」代表動作、動態，意即你有情緒時，是它想警告你，要你做些什麼去改變環境，才不會一直被侵犯。所以，情緒會產生並不是要你去壓抑它，而是要你使用它。如果你使用情緒不當，老是壓抑它，它無處可去只能往身體裡鑽，最後就演變成了生理健康和人際關係的問題（如何有效溝通，參見《守衛你的情緒界線》）。

● 睡眠足夠

睡不夠，就是腎上腺在撐著。所以，人一睡不夠，血糖、血壓都可能要上升（參見 102 頁）。因此，想要讓胰臟小姐和腎上腺先生都好好休息修復，睡得飽和睡得夠就很重要。

● 適度運動

近幾年馬拉松和騎腳踏車很風行，這些講求耐力的運動，往往會讓我們的能

量快速流失。能量流失過快，就像血糖震盪時它下降太快，最後能量不足了，就得動用腎上腺先生出來救援。有許多進行這些耐力運動的人使用糖膠提升能量和體力，但是，單獨補充「快卡路里」會讓血糖快速震盪，不但不能減脂建肌，反而會流失肌肉和增加脂肪。因此運動間吃錯加上運動過度，往往成爲血糖震盪的原因。這就是爲什麼你會看到，有人跑馬拉松卻愈跑愈胖，或者有人本來就很瘦了，愈環島騎腳踏車就愈沒肌肉。

均衡的飲食，並不是三餐一次全吃完，因爲這樣能量進來得太快，一定傷身。適度的運動也是一樣，並不是一口氣把一天的活動都做完，這樣能量出去得太快，也一定傷身。所以適度的運動，應是一整日持續活動，用自己的精力去做有意義的事。比如，爲自己買菜、下廚、清掃等。我常看到去健身房的人不進廚房，這樣的人想要健康，其實很難。

適度的運動，也可以是在刻意運動時快慢交替，就是在運動到開始上氣不接下氣時，放慢腳步，讓心跳平緩，再接著下一波比較快的運動。比如，快跑 1 分鐘，接著慢走 1 分鐘，慢慢增加耐力和肺活量，再變成快跑 2 分鐘、3 分鐘、4 分鐘，接著慢走 2 分鐘、3 分鐘、4 分鐘。

我認爲，中年以上的人最適合的運動就是快走。快走不傷膝蓋，且同時可以達到有氧目的、強健心肌，它簡單不需學習，隨時隨地都可以上路。如果你快走會喘，就應該快慢交替的走；如果你快走並不會喘，只是會呼吸急促，表示你的身體能夠承受，就每天走 15～30 分鐘，或走到出汗爲止。

記得，做任何運動前都要做一點簡單的伸展操，要不然容易受傷。

想知道
更多

運動中覺得餓，燒的是肌肉還是脂肪？請參見：
https://goo.gl/K1A8Ww

快走健身方式，請參見：
https://goo.gl/UXN3MZ

2｜高血糖／低血糖／糖尿病

我最常聽到的，就是有人會說：「我有去做健檢，我沒有糖尿病，所以沒有血糖問題。」這眞是個天大的誤解。沒有第二型糖尿病的人，不表示他吃錯了不會震盪血糖；而且血糖震盪久了，不保證不會得第二型糖尿病。

我們體檢時，多是檢測清晨空腹血糖，它不是在你吃東西以後測的，所以它測的不是你吃的食物跟你血糖的關係。那你會問，它到底在測什麼？它是在測你的胰臟健康狀況。

我們夜裡睡覺時好幾個小時沒吃東西，所以血糖一直往下降，降到谷底時，就是腎上腺先生把血糖舉起來的，血糖＝能量，能量被舉到足夠了，我們就自然清醒，而且精神很好。這時，如果胰臟小姐沒受傷，她就可以把這個被腎上腺先生舉起來的血糖壓住，清晨空腹血糖就不超標。但是，如果胰臟小姐受的傷比較深，那她就壓不住舉起來的血糖，這時，清晨空腹血糖就超標了，你就被警告有糖尿病的危險。

這也就是爲什麼，胰臟受過傷的人，不管他現在有沒

想知道更多

從飲食與血糖雙紀錄了解高血糖，請參見：https://goo.gl/dSFhmF

有糖尿病，也不管他前一天吃得多均衡，清晨空腹血糖總是偏高，這就是糖尿病患者常出現的黎明現象（dawn phenomenon）。

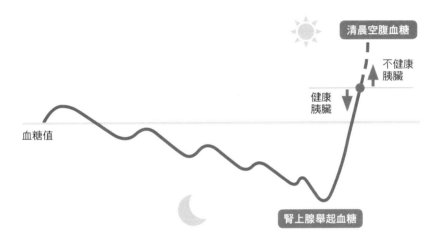

清晨空腹血糖

不健康
胰臟

健康
胰臟

血糖值

腎上腺舉起血糖

如果你的胰臟小姐還健康，當清晨血糖升起時，她就可以把血糖壓住。
如果你的胰臟小姐已經不健康、受傷過深了，當清晨血糖升起時，她就壓不住升起的血糖，血糖就會超標，這時，你會被判定有血糖問題或是有第二型糖尿病。

健康 TIPS

健檢項目中的血糖檢測數值如何判讀？

　　清晨空腹血糖超過 100，就會被警告有糖尿病的危險。但是，由於清晨空腹血糖跟腎上腺先生是否有能力舉起血糖有關，因此，一個腎上腺先生太過疲倦的人，很可能永遠都不會有高的清晨空腹血糖。所以，用自己的清晨空腹血糖跟大家的平均值去比不準，比較好的方法，是觀察自己的清晨空腹血糖值是否持續上升，如果有，那你就應該要注意了。

但是，如果你的腎上腺先生傷得比胰臟小姐重，那情況就相反了。

如果腎上腺先生傷得比胰臟小姐重，清晨血糖就舉不起來，這個人就會早上起不來，或起來了卻沒精神。或者，因為腎上腺先生變得很弱了，血糖舉不起來，老是待在很低的地方，這個人就開始出現低血糖了。低血糖＝低能量，所以低血糖的人做事都沒勁，精神老是低迷。高血糖的人多有三高，而低血糖的人多有三低。「三高」醫療體系很重視，但是「三低」卻沒什麼人注意，因為大家覺得血壓低、血糖低、膽固醇低，數字不是很漂亮嗎？這樣很好呀。其實，低血糖跟高血糖一樣危險。

低血糖＝低能量，當人血糖低時，就會沒精神做事。血糖低到一個程度時，身體等於完全沒有能量，沒能量就無法運作，就必須強迫關門，這時，人就會昏迷失去意識。如果發生在白天，那可能身旁還有人協助急救，如果發生在睡夢中，人很可能就這樣走掉了。

又因為低血糖＝低能量，沒能量就沒元氣合成各種身體組織，所以這個人就可能無法合成肌肉，全身軟趴趴的。如果元氣不足，也可能無力合成膽固醇，膽固醇就可能極低。膽固醇過低，用它做為原料的東西就都嚴重不足，比如膽汁、荷爾蒙、傷口癒合的疤痕，及腦子。

想知道更多

從飲食與血糖雙紀錄，了解低血糖。請參見：https://goo.gl/j31YuB

從右圖我們可以看得出來，高血糖和低血糖其實都是糖尿病，所以現在美國把高血糖（hyperglycemic）和低血糖（hypoglycemic）都歸類為血糖問題（glucose metabolism disorder）。糖尿病＝血糖的疾病＝血糖不穩定。高血糖和低血糖的根本成因都是來自於飲食組合不正確，造成血糖震盪而引發的後果。到底一個人是會先有高血糖還是低血糖，完全要看他是胰臟小姐先被打倒（高血糖），還是腎上腺先生先被打倒（低血糖）。

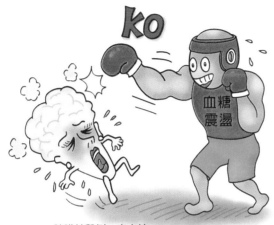

胰臟被擊倒＝高血糖

血糖震盪過度後，如果胰臟小
姐先被擊倒，血糖就壓不下
去，出現高血糖問題。如果腎
上腺先生先被擊倒，血糖就舉
不起來，出現低血糖問題。

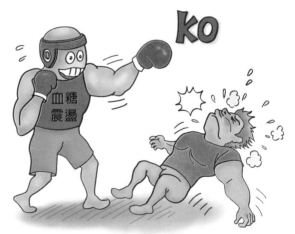

腎臟被擊倒＝低血糖

　　但不管是哪一個先倒，只要是有糖尿病，身體都會面臨巨大的危害，這就
是為什麼糖尿病的併發症那麼多，諸如眼睛失明、手腳截肢、腎功能衰退、神
經問題、心血管疾病、血壓問題、內分泌失調等等，因為太多了，無法列舉
完全。

如何遠離高血糖 / 低血糖 / 糖尿病？

● 根治飲食

　　根治飲食的基石就是平穩血糖，所以想要保住腎上腺先生和胰臟小姐，最好的方法就是用根治震幅血糖檢測法測量血糖，老老實實的查出自己每餐可以吃多少澱粉和糖，用最科學的方法去找到怎樣的飲食組合才是最適合自己的。

　　要特別提醒的是，糖尿病並不是「高血糖的人吃太多糖，而低血糖的人吃太少糖」。其實，高血糖和低血糖，都是吃太多糖造成的。所以，低血糖的人血糖一低就吃糖提血糖，反而導致血糖提起後又重重掉下，害得血糖愈來愈低。

　　著名血糖專科醫師伯恩斯坦（Richard K. Bernstein）認為，血糖上升多快，就會下降多快；它上升多高，就會掉得多低。當我們血糖低時，會出現以下症狀：手抖、焦慮、生氣、冒冷汗、不耐煩、意識混亂、心跳加速、心悸、頭暈、頭痛、飢餓、視力受影響、嘴唇和舌頭出現麻刺感、疲倦、固執、沮喪、動作不協調、做噩夢、睡覺時哭泣、癲癇、失去意識[9]。

　　當我們吃錯東西時，血糖被快速推高，接著又快速下降，任何人都可能出現上述症狀。

　　原本低血糖的衛教建議是，低血糖就吃有糖的東西，把血糖快速提起來。但是我們都知道血糖升得多快、多高就會掉得多快、多低，現在把血糖快速提起來了，等一下又快速掉下去怎麼辦？

　　「血糖低就吃糖」的建議，來自於我們拿自己的血糖去跟大家的血糖平均值比較。如果你比大家低，那你就多吃糖把它提到跟大家一樣就好了。但是，自然醫學不一樣，我們是拿血糖跟自己比較。你的血糖會低到危及生命，是因為你持續的吃不均衡的飲食組合，導致血糖長期震盪，升上去傷胰臟，掉下來傷腎上腺。如果一個人的腎上腺比胰臟弱，當血糖太高胰臟壓得下去，但是腎上腺卻舉不起來了。血糖提不起來，整個血糖平均線往下移動，形成了低血糖。如果你是

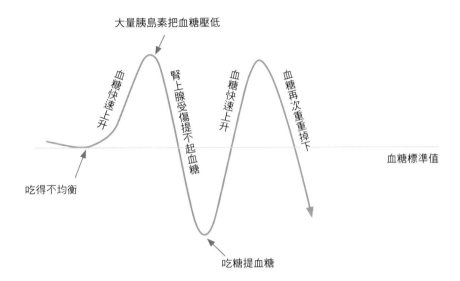

吃得不均衡，導致血糖快速上升，胰臟小姐便大量分泌胰島素把血糖壓下去，如果這時腎上腺先生受傷比較深，血糖就提不起來，所以會有低血糖問題。

但是，如果那時單吃糖，血糖被提起來，接著又被胰臟小姐用力往下壓，血糖再次重重掉下去，進入沒完沒了的惡性循環。

拿自己的血糖平均線和自己比較，你就知道不可以繼續吃不均衡的飲食傷害自己了。而你應該也知道，任何時候多吃糖都會繼續傷腎上腺，讓情況愈來愈糟，使自己的處境愈來愈危險。

如果想要根治這個情況，必須找到自己的根治飲食黃金組合，不再震盪血糖，並且不做任何會讓血糖快速掉下來的行動與運動，一直到腎上腺先生修復為止。這就是為什麼現在美國營養師協會（American Dietitian Association）開始建議低血糖的人在血糖掉下來時，要補充蛋白質。

想知道更多

第二型糖尿病患者從打針改回吃藥的經驗，請參見：
https://goo.gl/
SFjwrT

3 │ 心血管堵塞 / 血管硬化

近半世紀以來，我們會妖魔化膽固醇都是因為我們以為它會堵塞心血管。

為什麼當初我們會犯如此大的錯誤呢？那是因為，當初在心血管堵塞病患的血管中找到膽固醇囤積時，我們忘了問：「膽固醇為什麼不囤積在別的地方，卻偏偏要囤積在血管裡呢？」如果當初我們有問這個問題就會發現，膽固醇會囤積，是為了要修復血管壁。你會問，血管壁好好的，怎麼會受傷呢？

血管會受傷，是來自於體質變酸，也就是血液變酸。我們的體質是怎麼變酸的呢？大家都說吃肉體質會變酸，吃蔬菜體質會變鹼，這是錯誤的觀念（參見《要瘦就瘦，要健康就健康》154～162 頁）。

其實，我們不管吃什麼都會讓血液變酸，那是因為吃什麼都會代謝成二氧化碳，而二氧化碳溶於血水是酸性的。就因為我們吃什麼血液都會變酸，所以身體裡面早已建好了可以調整酸鹼的裝置，我們叫它「緩衝系統」，也就是太酸或太鹼身體都可以把它調回中間。但是，既然是緩衝，那它最需要的，就是時間。

所以，我們應該要看看吃不同食物分別需要的消化時間。

三大營養素包括蛋白質、油脂和碳水化合物，我們就想想，吃什麼最不容易餓，那就表示消化時間比較久。最不容易餓的食物，大都是帶著油和皮的肉，而

最容易餓的食物，多是麵包、麵飯、水果等。會有這種情形，是因為肉和油消化得慢，糖分又少，所以血糖上升的速度慢。而麵包、麵飯、水果、豆類、根莖類等食物糖很多，且纖維比大葉蔬菜少，消化速度很快，所以血糖上升速度也很快。血糖代謝以後的結果就是二氧化碳，它就是讓血液變酸的元凶。所以，當我們糖吃太多、肉吃太少時，血液就會變酸。

　　我們平時的血液是微鹼的，當它一下子變酸了，身體來不及緩衝，這個酸血就可能腐蝕血管壁。如果這個人一直是吃太多糖又吃太少肉，酸血就一直啃蝕血管壁，血管壁最後暴露出膠原蛋白來，膠原蛋白一碰到血小板，就起了凝血反應[10]。這就跟你皮膚割傷時會發生的反應一樣，先是血變濃，再來結痂，然後痂掉了結疤。

　　那個疤，就是膽固醇泥水匠去修出來的。膽固醇為什麼能做泥水匠呢？那是因為氧化過後的膽固醇是很黏的，有點像你看到快炒攤子上的油一樣，那是不是很黏？就是因為氧化的膽固醇那麼黏，它可以把疤需要的元素沾起來，纖維素可以把大家綁好，最後變成了疤，修好被啃蝕的血管壁[11] [12]。

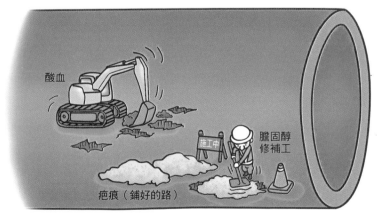

酸血啃蝕血管壁，就好像挖土機挖壞隧道一樣，挖壞的地方，就要靠膽固醇這個泥水匠來修補，修補好了，就出現了疤痕。

想知道
更多

有關膽固醇
與心血管疾病
的關係，請參
見：https://
goo.gl/pQY1L3

如果這個人一直都吃錯，讓血糖一直不停的上升，血一直不停的變酸，血管壁一直不停的被腐蝕，血液要凝結修復，那他的血就會特別的濃，血管壁就一直結疤，最後疤太厚，就心血管堵塞了[13]。

如果這個人還是一直不停的吃錯，最後疤變得很厚時，就會同時變硬，因為疤裡面有鈣[14]，疤變得很硬時，就血管硬化了。血管硬化的地方如果發生在心臟，就心血管硬化；如果發生在動脈，就動脈硬化；如果發生在肝臟，就肝硬化；如果發生在腎臟，就腎硬化。

任何器官硬化後，就好像隧道被堵住，車流過不去，血液流通就很困難，而血一旦不通，器官就很難運作。所以，如果是心血管硬化，那心臟要將血液打進全身就變得辛苦了；如果是肝硬化，那肝臟要排毒就困難重重；如果是腎硬化，那腎臟要過濾血液就很無力。

如何遠離血管堵塞或硬化？

想要避免血管堵塞或硬化，吃東西時，就要給身體時間緩衝酸鹼，這就是為什麼根治飲食特別強調，了解適合自己的飲食組合是最重要的。飲食組合對了，血糖就是慢慢上去，再慢慢下來，這個「慢慢」就能給身體緩衝的時間，身體能緩衝，血管就不再繼續受傷了。

曾有好幾個病人或讀者和我分享頸動脈堵塞的經驗，他們都說，認真改善生活和飲食後，本來堵塞的血管複檢時便不再堵塞了。我那時不明白為什麼會這樣，我以為疤痕無法化解，一直到我讀了有關纖維蛋白溶解作用的相關資料才明白，當血管壁不再受傷，身體會派出酵素去咬斷疤上的纖維素，疤就溶解了[15]。

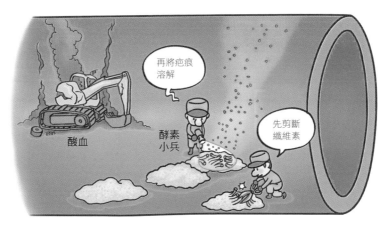

當傷口修補好了，不再繼續受傷時，纖維蛋白溶解作用就啟動，酵素就會把纖維咬斷，讓疤溶解。

　　這類酵素稱為纖維蛋白溶酵素，很多研究都認為它可以幫助纖維蛋白溶解作用，以解除疤的累積。

4 | 牙周病 / 牙齦流血

我們的血管深埋在身體內,如果有酸血腐蝕讓它受傷,通常很難察覺。但是身體有兩個地方,血管健康與否是看得到的:一個就是眼睛,一個就是牙齦。眼睛還要放大瞳孔才見得到血管,牙齦卻可以直接看到。這就是為什麼牙周病要緊接著心血管疾病講,也就是為什麼那麼多研究發現,牙周病和心血管疾病之間有密切關聯[16] [17]。

當我們的飲食組合錯誤導致血液變酸時,酸血會腐蝕血管壁,血管受傷就會發炎。酸血不會只腐蝕心臟的血管而已,而是全身的血管都會腐蝕。當血管發炎時,我們最能觀察到的地方,就是牙齦。牙齦下面的血管一發炎就會紅腫,因為腫,所以壁變薄,因此一碰就流血。發炎時,因為腫,所以牙肉和牙齒與口腔組織之間受到擠壓,細菌就容易滋生而感染不止。當發炎持續且嚴重時,牙齒就會鬆動搖落。

除了血糖震盪造成酸血腐蝕血管外,牙周病也會於缺乏維他命 C 時引發,因為維他命 C 是膠原蛋白合成的重要物質,而膠原蛋白是血管壁裡重要的建築原料。

想知道更多

牙周病真的是壞菌感染造成的嗎?請參見:https://goo.gl/oexQzB

　　現代飲食維他命 C 的攝取通常很足夠，那為什麼有時牙齦還是會流血呢？主要的原因是，血糖震盪時，會動用到腎上腺先生舉血糖，而他舉血糖時就要用掉維他命 C，所以，血糖震盪時維他命 C 會大量流失，而造成不足[18]。

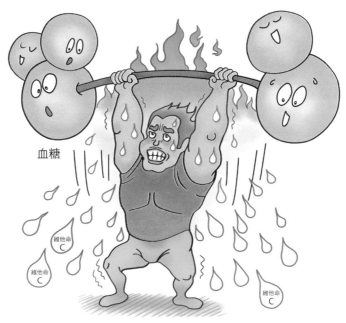

血糖

如果血糖震盪不已，腎上腺一直要被叫去舉血糖，過程中維他命 C 流失的速度，絕對趕不上我們攝取的速度，這時牙齦就會流血。

想知道
更多

得了牙周
病、牙齦萎縮
怎麼辦？請參
見：https://
goo.gl/V6oAXY

　　因此，常常不是你維他命 C 吃得不夠多，而是飲食組合錯誤造成維他命 C 流失速度過快。比如，你想吃水果補充維他命 C，但是，你吃水果時沒有隨著有蛋白質或有油的東西一起吃，造成血糖震盪，血糖一震盪，維他命 C 反而流失得更快了。這時，就會發生水果吃愈多牙齦卻愈腫大發炎的現象。

如何遠離牙周病 / 牙齦流血？

● 根治飲食

要遠離牙周病和牙齦流血，就是要預防酸血腐蝕血管，可以按保護血管的方法去改善和調整飲食（參見 74 頁）。我常常見到的挑戰是，上了年紀的人澱粉吃太多，蛋白質和油脂吃得不夠，血糖震盪久了以後出現牙周病，牙齒開始東搖西落。這時，他就更咬不動肉了，然後就吃更少肉，吃更多澱粉，進入惡性循環。所以，如果牙齒已經有鬆動現象，要修正飲食組合時，最好按「輕鬆消化餐簡易五步驟」（參見 31 頁）來做。

● 不用含酒精的漱口水

除了血糖震盪造成發炎外，口腔菌種失衡也會出現發炎的現象，而要導正口腔細菌繁殖的問題，最好不要用含酒精的漱口水漱口。因為酒精雖殺菌，但卻是

想知道
更多

為何原本排列整齊的牙齒開始錯位呢？該怎麼辦？請參見：https://goo.gl/ZbV1zh

如何讓牙齒自然美白？請參見：https://goo.gl/6RS6Lq

什麼是口腔油漱法？可以用於保健牙齒嗎？請參見：https://goo.gl/6Jcj16

可不可以植牙？請參見：https://goo.gl/BkkVG9

好菌壞菌一起殺，好菌＝益生菌，它被殺光了，整個口腔菌種就失衡了，會發炎得更厲害，除了牙齦紅腫、流血外，還可能引發口臭，也就是愈漱愈臭。

　　所以，如果出現牙周病症狀，要讓口腔菌平衡，最好是先服用魚肝油消炎，再含不加糖的益生菌睡覺。做法是：睡前把膠囊打開含在嘴巴裡。這樣持續的做，一直到症狀消失為止。

● 服用複合式維他命 C

　　另外，出現牙周病症狀時表示維他命 C 流失太快，這時，除了以根治飲食平穩血糖外，也可外加服用維他命 C。在選擇維他命 C 時，最好選用複合式維他命 C（生物類黃酮 bioflavonoid ＋ C），確保不流失生物類黃酮。或者可以服用從櫻桃裡萃取的天然維他命 C（acerola）。要特別提醒的是，由於它是櫻桃萃取的，許多吃紅色水果會上火的人，吃這種維他命 C 反而容易上火嘴巴破。

5 | 手指（手掌）或 腳趾（腳掌）發麻

我們身體裡血管最微小的地方有三處，其中一處，就是手指尖和腳趾尖。這些很細小很細小的血管，在酸血啃蝕血管壁時，是最容易嚴重受傷的。微小的血管一受傷、一結疤，血流就到不了，氧氣也就無法運送了。神經平常都是靠吸收血管送來的氧氣維生的，如果沒有氧，它只要 3 分鐘無氧就開始壞死，因此，當血管開始生病時，神經就跟著生病。神經生病時，一開始會痛，再來是麻，最後沒感覺時，就瀕臨壞死了。

這就是為什麼有血糖震盪問題的人常會手指和腳趾發麻，嚴重時還會蔓延至手掌、腳掌。如果飲食再不導正，酸血繼續啃蝕血管，血管繼續受傷結疤，最後神經就整個壞死了，這時，四肢開始變黑，要截肢了。所以，有截肢風險的人並不只有糖尿病病患，這個風險，是任何一個長期震盪血糖的人都要承擔的[19]。

如何遠離手指或腳趾發麻？

● 根治飲食

要避免神經麻痺，就必須要確保血流順暢；而血流要順暢，血管勢必要通

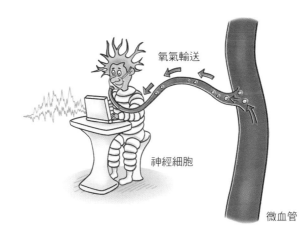

氧氣輸送

神經細胞

微血管

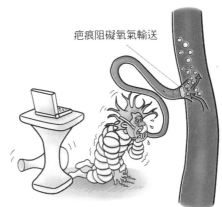

疤痕阻礙氧氣輸送

當包在神經外面的血管被酸血腐
蝕受傷了，血管開始結疤，氧氣
無法送達，神經無法取得氧氣，
開始痛、麻，甚至壞死。

微血管

暢；血管要通暢，就不能受到酸血腐蝕；想要血不快速變酸，就要吃適合自己的根治飲食組合。

● **攝取足量膽固醇**

神經修復時最需要的就是膽固醇，因為包著神經的那一截一截的東西，就是膽固醇。因此，要幫助神經修復，一定要吃對油和吃夠油（參見 46～47 頁）。

6 │ 飛蚊症

我們身體裡血管最微小的另一處，就是眼睛。

你想想，眼睛是那麼小的器官，它要接收那麼多訊息，可以想見它有多精細；愈精細的器官，神經和血管就愈細愈豐富。

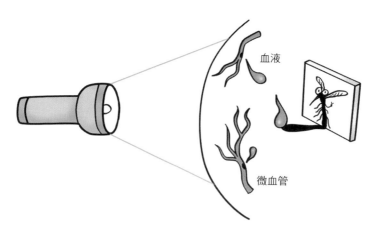

血液

微血管

眼睛裡很小很小的血管受到酸血腐蝕時可能會滲血，滲出的血被射入眼睛裡的燈光一打到，我們就看見陰影，陰影浮動時，看起來就像蚊子在飛一樣。

當我們吃錯飲食組合，酸血腐蝕血管壁時，微小的血管壁因為太單薄了，很可能會破裂滲血。當這個漂浮出來的血滴發生在眼睛裡時，光一打上去，我們就

會見到黑影子。這個黑影子是浮動的，所以看起來就像蚊子，這就是飛蚊症。症狀嚴重時，是會影響視力的[20]。

另一個飛蚊症的成因是高血壓。

如何遠離飛蚊症？

● 根治飲食

好消息是，如果我們不再飲食組合錯誤，不再持續讓血管受傷，眼睛裡滲出來的血便會自動被身體吸收處理。所以，我們唯一要做的事，就是找到適合自己的根治飲食黃金組合。

想知道
更多

眼睛不靈光時，該怎麼恢復反應？請參見：https://goo.gl/1BnBhk

飛蚊症出現了，該怎麼吃？請參見：https://goo.gl/NmLBeo

7 | 視網膜剝離

視網膜就是為我們接收影像的組織，而它下面的脈絡膜，就是負責送氧氣送營養的微血管團隊。這個微血管團隊如果被酸血啃蝕，脈絡膜就開始結疤，到最後疤太厚了，視網膜就剝離了。

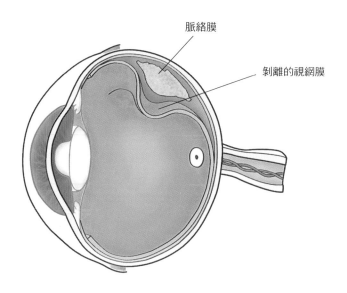

當視網膜下面的血管聚集處——脈絡膜——因酸血啃蝕而結疤時，一旦太厚了，視網膜就開始剝離了。

視網膜剝離常見症狀
● 眼前一下子出現很多飛蚊似的影子
● 在黑暗中會見到閃光
● 看不清楚
● 影像外圍漸漸消失
● 眼前飄動著一片像窗簾一樣的影子

　　視網膜剝離嚴重時，會看到黑影或看東西時影像扭曲變形、視力減退或色澤改變，如果沒有即時處理，可導致完全失明。

如何遠離視網膜剝離？

　　由於視網膜剝離是物理問題，物理問題一定要找專科醫師用物理手術或雷射方法才能修補，這時，導正飲食已經太遲。但是，如果想要預防下一次的視網膜剝離，就一定要開始去找自己的根治飲食黃金組合，確保餐餐飲食組合正確，血糖不被震盪，酸血才不會一直啃蝕血管，在脈絡膜那裡形成疤痕，再次造成視網膜剝離[21]。

想知道更多

眼睛不靈光時，該怎麼恢復反應？請參見：https://goo.gl/1BnBhk

視網膜剝離患者應該怎麼吃？請參見：https://goo.gl/NmLBeo

8 | 眼睛中風 / 腦中風

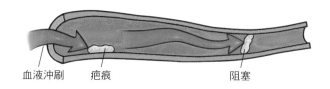

血液沖刷　　疤痕　　　　　　　　　　阻塞

當人的血壓升高，血管裡因酸血腐蝕後受傷結的疤，如果被高升的壓力鬆動了，開始往下游走，等卡到一個比較小的血管時，就是血栓。說它是「栓」，是因為它能把血管堵住。

　　當血管因為酸血啃蝕而出現傷口，膽固醇參與凝血救援形成疤痕，這就是血管裡的疤。我們皮膚上的疤痕不會動，但血管裡的疤是泡在血水裡的，如果血壓突然升高，它受到血流的大力沖刷，就有可能開始鬆動。鬆動的疤就是血栓，血栓游移到比較小的血管時，就會卡住血管，血就流過不去了。眼睛裡的血管特別小，如果血栓把眼睛裡的血管阻塞了，就可能造成視網膜動脈阻塞或視網膜靜脈阻塞，也就是視網膜血管病變，俗稱眼睛中風。

　　眼睛中風的人多半視力會突然下降，或是看見黑影，甚至有視野缺損，也就是看到的影像缺一塊。如果缺氧過久，可能留下視力減退、視物扭曲等後遺症。如果眼睛中風發生的部位剛好是黃斑部，就會形成黃斑部病變。

　　如果這個血栓不是卡在眼睛裡，而是卡在腦子裡，那就是腦中風。腦中風就是血栓走到腦部卡到，造成腦部缺氧，出現神經壞死的情況。腦中風常見的後遺

症是半身不遂、行動不便、失去言語能力、口歪眼斜等，嚴重影響生活機能。

如何遠離眼睛中風 / 腦中風？

眼睛中風和腦中風是物理問題，也就是有東西卡到血管了，要請醫生趕緊解決。所以如果有這類症狀，絕對不要拖，趕快就診。

● 根治飲食

想要預防任何中風，就應該從飲食著手。中風主因的血栓前身──疤──就是因為酸血啃食血管壁才形成的，因此，想要預防再次中風，應該要積極找到適合自己的根治飲食黃金組合，不讓酸血啃蝕血管壁，形成疤痕。

● 注意溫度驟降要禦寒保暖

我們的血流很像鐵軌，它是有閘的，閘一變，就可以流向不同的地方。當我們突然到了很冷的地方，血流如果繼續流向體表，就會失去太多熱能。這時，血流的閘就會讓血流自動改道，不往體表走，而一直循環到體內深層的地方了，所以這時我們的手腳就會變得冰冷。

因為血流一下子都擠到體內去了，量一多，壓力就大，這時血壓就跟著突然升高了。突然升高的血壓，最容易沖刷到血管裡的疤，鬆動它形成血栓。這就是為什麼中風常常發生在很冷的時候。

因此，上了年紀的人，天氣冷時絕對不可疏於保暖，頭、手、腳和露出的頸部都要嚴加防護，才能避免身體因為溫度驟變而必須採取的激烈手段和隨之而來的大禍。

如何預防冬季血壓突然上升？請參見：
https://goo.gl/qDe3Yo

眼睛中風患者應該怎麼吃？請參見：
https://goo.gl/NmLBeo

● 注意處理突發的壓力

當我們突然有壓力時，一下子不能承受，血壓也會突然升高，也會造成沖刷出血栓的後果。

要記住，壓力會帶給我們情緒，而如果我們不接納情緒，就不可能形成策略、處理問題。情緒要是沒有被接納使用，就只能往身體裡鑽，導致血壓升高（參見《守衛你的情緒界線》）。

9｜黃斑部病變

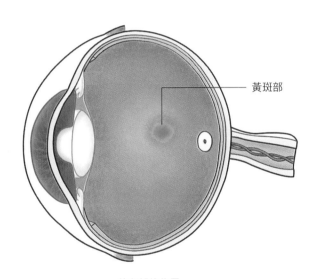

黃斑部

黃斑部的位置。

　　黃斑部讓我們視力能夠敏銳，能夠分辨各種不同顏色。如果這個部位因為酸血啃蝕血管，造成它結疤，就產生了黃斑皺褶，也就是黃斑部上長疤，這就是黃斑部病變。這時，視力就不再敏銳，常常遠遠的分辨不出人的臉部細節，因此認不出人，或者是看到的東西凹凹凸凸的。

　　黃斑部病變若不遏止，除了視覺扭曲變形，最嚴重的是完全喪失視力。

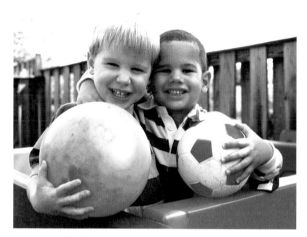

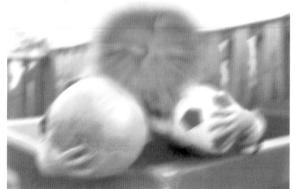

上圖為正常視力所見到的影像，下圖為黃斑部病變患者所見到的影像（作者：National Eye Institute, National Institutes of Health）。

如何遠離黃斑部病變？

● 根治飲食

　　由於黃斑部會發生病變是因為酸血腐蝕血管，造成那個部位結疤，疤痕讓視覺變得歪七扭八的。所以想要遏止黃斑部繼續病變，就要確保血液不再變酸。而最能確保血液不變酸的方法，就是以根治震幅血糖檢測法找到適合自己的根治飲

食黃金組合，並且確實執行。

● 補充纖維蛋白溶酵素

　　由於黃斑部的黃色是來自於豐富的葉黃素，因此為了怕黃斑部出問題，大家近幾年都拚命吞保健食品葉黃素膠囊。其實，從前段說明可以看到，黃斑部病變並不是因為葉黃素不足，而是因為黃斑部的血管受傷結疤引發的，因此這時補充葉黃素效用不大，應補充纖維蛋白溶酵素，在纖維蛋白溶解作用時，能把纖維咬掉（參見「附錄：聰明使用保健食品的方法」）。

想知道
更多

眼睛不靈光時，該怎麼恢復反應？請參見：https://goo.gl/1BnBhk

黃斑部病變患者應該怎麼吃？請參見：https://goo.gl/NmLBeo

10 | 青光眼

想知道
更多

眼睛不靈光
時，該怎麼恢
復反應？請參
見：https://
goo.gl/uEZn7t

青光眼患者
應該怎麼吃？
請參見：
https://goo.gl/
NmLBeo

前面說明手指腳趾發麻的原因時，提到酸血腐蝕血管、血管結疤，導致血流無法輸送氧氣給神經。神經接收不到氧氣，就開始壞死（參見 80 頁）。

如果這個神經是我們的視神經，那它在壞死前會開始萎縮，萎縮的視神經，稱為青光眼。

青光眼導致視力減退、視野縮小，也可能引發白內障和視網膜剝離，嚴重的可能造成失明。

如何遠離青光眼？

青光眼以往好發於年紀比較大的人身上，主因是老人家通常飲食錯誤多年，胰臟小姐已傷透了，所以血糖無法控制好，總是過高，形成酸血，腐蝕血管壁，無法輸送氧氣給神經，導致神經壞死。如果血管壁受傷，再加上因為年紀大，血液循環速度變慢，氧氣的輸送就更加困難，缺氧的神經就更容易萎縮了。

其他有關青光眼的預防方法，參見 80～81 頁「如何遠離手指或腳趾發麻」。

11｜白內障／角膜混濁

　　本來眼睛裡的水晶體和眼角膜都是透明的，這樣光線和影像才進得來。白內障則是水晶體開始混濁、變白，而角膜混濁則是角膜開始混濁、變白，有可能影響雙眼或單眼。

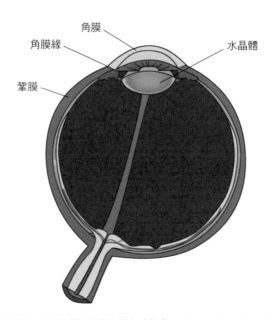

角膜
水晶體
角膜緣
鞏膜

眼睛的構造，水晶體和角膜的所在（作者：Mikael Häggström, 2012）。

　　白內障和角膜混濁的可能症狀包括看燈光時會同時看到光環、看東西時顏色淡化、視力模糊、對強光很敏感、夜間視力減退等。有白內障和角膜混濁的人閱讀、開車或辨識物品的能力都會開始下降。嚴重的可能失明。

　　到底是什麼原因，使這些原本透明的組織變混濁呢？

　　美國最著名的糖尿病專家伯恩斯坦認為，白內障與血糖有直接的關聯。他在門診中常常見到病患血糖平穩後，白內障就自動消失了。他提到，高血糖會造成水晶體腫大，形成像泡泡一樣的東西，稱為液泡。而有液泡的人，隨後通常會出現白內障[22]。

　　你一定會問，為什麼高血糖會影響這些沒有血管的組織呢？高血糖不是只會損害血管壁嗎？

　　那是因為，血糖一升高，我們體內的自由基就變多了。什麼是自由基呢？自由基就是那些到處跑的壞氧，它可以破壞組織。簡單的說，東西氧化後，就要開始壞掉了，那個過程就是氧化壓力造成的。我們的水晶體和角膜的結構裡，最多的就是蛋白質，叫液蛋白。當血糖一高升，自由基變多了，這些透明的蛋白質一氧化壞掉後，就混濁了[23] [24] [25]。

　　由於人年紀大了以後，代謝和循環都減慢了，所以抗氧化物抓自由基的速度也減慢了，這時就比較容易形成水晶體和角膜的混濁。

如何遠離白內障／角膜混濁？

● 根治飲食

　　既然血糖升高時，我們的自由基就會增多，所以更要保持血糖平穩。而能確保血糖平穩最保險的方法，就是用根治震幅血糖檢測法，去找到最適合自己的根治飲食黃金組合，而後確實執行。

● 重金屬不累積

重金屬累積時，自由基也會增加。而我們會長期直接接觸重金屬的最大來源，要屬補牙銀粉和疫苗（特別是流感疫苗）裡面的防腐劑。如果你希望移除原本的銀牙，記得一定要找安全除汞的牙醫診所，否則很可能會愈除愈嚴重。

● 酒精不過量

當我們喝酒時，抗氧化物穀胱甘肽的量就降低了，而這個抗氧化物對減緩水晶體和角膜的氧化過程，有最大的貢獻。所以，酒不是不能喝，但是就像所有的食物一樣，應該要適量攝取。

想知道
更多

眼睛不靈光時，該怎麼恢復反應？請參見：https://goo.gl/uEZn7t

● 補充抗氧化物

出現白內障或角膜混濁的人，可以補充抗氧化物穀胱甘肽（glutathione），同時可以補充超氧化物歧化酶（superoxide dismutases, SOD）。

12 ｜ 聽力退化（重聽）/ 耳鳴/眩暈

年紀大的人容易重聽，所以年長的人常常聽不見，大家都覺得理所當然，我本來也是如此認爲。一直到我發現一個年紀大的病人有時重聽，有時又好好的。如果對照她的飲食紀錄就會發現，她八寶粥吃得多就重聽，只要澱粉一減量，聽力就又恢復。

我後來才知道，原來血糖高升不只會影響眼睛裡的神經，其實血糖高升，也會影響耳朵裡的神經。當我們飲食組合錯誤，血糖一快速升高，酸血就會讓耳朵裡的血管受傷。受傷的血管一結疤，那個部位就缺血，缺血導致缺氧，耳神經一缺氧，就開始壞死。這時聽力就開始減退[26]。

我們的聽力，是耳朵裡一個像蝸牛一樣的東西在負責的，它叫耳蝸。在這個旋渦狀的蝸牛裡，長著像短毛一樣的毛細胞，這些毛細胞跟神經是相連的。但是，當我們的耳神經和毛細胞開始壞死，它們就會像右圖一樣，紅色部分就是已經失去神經的區塊，而藍色部分就是已經失去毛細胞的區塊。

平時我們的神經是隨時開著的，但是，只有在接觸到什麼東西時，腦子才會覺得它重要，才會注意它。

比如，我們手上的神經是隨時開著的，但是，只有在我們觸碰到什麼東西，有壓力了，腦子才會注意到它。耳朵裡的神經也是一樣，它隨時都是開著的，

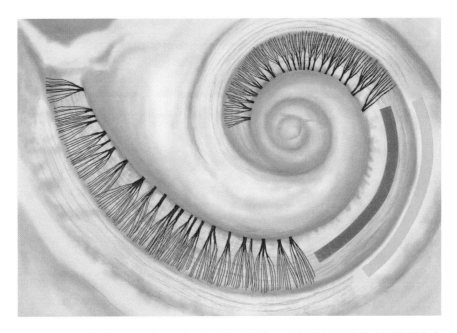

從圖中可以見到，當耳蝸內的毛細胞死去（藍色區塊），與它相連的耳神經（紅色區塊）也隨著死去。

只有接觸到聲音時，腦子才會注意到它。當毛細胞開始出問題時，你就會聽到「嗶～」的聲音，那就是耳鳴。其實，那不是聲音，而是神經一直開著的狀態，只是你的神經現在無法掩蓋它了。最後如果耳神經開始受傷、消失時，你的聽力就逐漸減退。

　　除了血糖高升能夠讓耳朵裡的毛細胞和神經受傷外，巨大或長期的高分貝聲音，也可能損壞毛細胞和神經。除此之外，還有高達兩百多種的耳毒性藥物，也能損壞耳朵裡的神經（參見下頁）。

　　毛細胞除了長在耳蝸內，它也長在前庭系統內，前庭系統是專門掌管平衡感的部門。因此，當毛細胞開始受傷時，我們就可能出現眩暈。眩暈就是那種會讓你感到天旋地轉的頭暈。

當我們出現耳鳴、眩暈時，常常會診斷出梅尼爾氏症。

如果你有右表這些症狀，表示你的毛細胞和耳神經受傷了。

死去的毛細胞，現在只能靠幹細胞類的治療方法才能長回來，但是，如果它只是損傷，那身體還有修復的機會。

梅尼爾氏症的普遍症狀
● 眩暈
● 耳鳴
● 聽不見
● 感覺耳朵裡脹脹的

如何遠離聽力退化（重聽）/ 耳鳴 / 眩暈？

● 根治飲食

由於高血糖會造成耳神經缺氧，因此保持血糖平衡，對聽力保健很重要。所以，確實用根治震幅血糖檢測法，去找出屬於自己的根治飲食黃金組合，就是保護聽力的最佳措施。

常見的耳毒性藥物[27]
● 抗生素
● 真菌抑制藥物（香港腳藥物、陰道癢藥物）
● 抗病毒藥物
● 止痛藥，如阿司匹靈
● 降血壓藥物
● 消炎藥
● 類固醇藥物
● 安眠藥
● 抗組織胺
● 胰島素
● 痛風藥

● 紓解壓力

當我們有壓力時，腎上腺先生就要出來處理，這位舉血糖的大力士一出現，血糖就要上升，血糖一上升，耳神經就可能發生缺氧。所以，有效處理自己的壓力源，或與壓力源做有效的溝通，對聽力保健來說也是非常重要的。

● 遠離噪音

當我們接觸到太大或太長久的噪音，毛細胞會受損或死亡。因此保護自已的耳朵，不受到噪音的傷害，才能保護聽力。切記，很多我們平時不以為是噪音的聲音，也是會傷害毛細胞的。比如長期打呼很大聲、長期有枕邊人打呼很大聲、使用深入耳道的耳機、音樂開得很大聲，或是工作時有很大的噪音卻沒有戴保護配備等。這些情形都能夠嚴重傷害毛細胞，造成聽力或眩暈問題[28]。

想知道
更多

冬季血壓突然上升，造成耳鳴等不舒服症狀，該怎麼辦？請參見：
https://goo.gl/qDe3Yo

● 平衡菌種

我們體內不是只有腸菌，其實耳朵裡也住滿了細菌。就像腸菌失衡時，腸子會發炎一樣，當耳朵裡細菌失衡時，耳朵也要發炎。這就是為什麼研究發現，反覆得中耳炎的人耳朵裡菌種與正常人是不一樣的。也因為如此，現在小孩得中耳炎，美國醫生都不開抗生素，而是開益生菌[29]。

抗生素殺壞菌也殺好菌，因此，常常使用抗生素能嚴重影響體內的菌種平衡。除了外用藥物之外，任何我們接觸的清潔用品也可能會影響菌種。

我們的耳鼻喉這三處，其實都連接到同一個「房間」，那個房間就叫鼻咽腔。透過鼻咽腔，眼耳口的菌都能直接互相影響。對於耳朵來說，任何會入口的清潔用品影響都很大，比如含酒精的漱口水，或是強力殺菌牙膏。這些產品都能直接影響口腔和耳朵的菌種。因此，想要保護聽力，也應該要注意自己所選用的清潔用品是否會打亂菌種平衡。

除了外用藥物和用品外，我們的消化也能夠大大影響全身的菌種平衡，因為腸道裡住滿了腸菌，腸菌要健康且平衡，胃酸一定要充足。如果胃酸不夠，一個人吃進去的食物老是消化不完全，等到快要出腸道時，那些消化不完全的食物便

不是營養，而是腐屍。腐敗的食物，只會毒害我們的腸菌、影響菌種，造成腸菌失衡。因此，如果一個人胃酸不足，大便放屁總是臭的，不管補充多少益生菌，菌種都一樣要失衡。腸菌一失衡，耳朵的健康也會受影響（確保胃酸充足的方法，參見 30 頁）。

13｜高血壓／低血壓

我們從小就被教育，高血壓是因為吃太多鹽了！
其實，我們的血壓會失常，是因為鹽排不出去。

想知道
更多

關於高血
壓，請參見：
https://goo.gl/
bPF88D

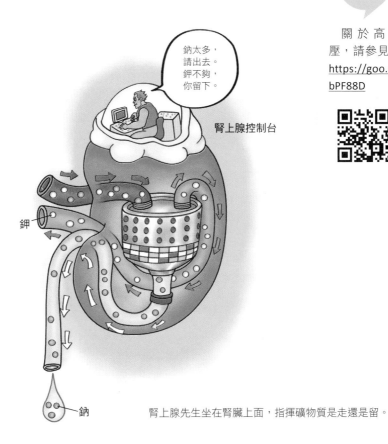

腎上腺先生坐在腎臟上面，指揮礦物質是走還是留。

　　還記得腎上腺先生嗎？那個能把血糖舉起來的大力士。其實，腎上腺先生有多樣天分，他不只能舉血糖，他還是那個坐在腎臟上端的控制室，主掌礦物質調度的指揮官。我們身體裡面的礦物質，從腎臟這個關卡是要走還是要留，都是腎上腺指揮官說了算。他說鈉太多要走，鈉就從尿出去；他說鉀不夠要留，鉀就又回到體內。

　　如果一個人飲食組合錯誤，引發血糖震盪，血糖往上飆傷了胰臟小姐、血糖掉下來傷了腎上腺先生，腎上腺先生傷久了，指揮礦物質的能力就會受影響。

想知道更多

高血壓真的是鹽惹的禍嗎？請參見：https://goo.gl/VM5H8W

水喝太少竟然會得高血壓？！請參見：https://goo.gl/feVbbJ

　　這時候，鈉本來該走的，卻可能老是走不了。而鈉，就是鹽。鹽走不了，血壓就開始升高了，不只這樣，我們還會開始水腫。這就是為什麼高血壓的人在驗血時，多半會發現血液裡的鈉含量過高，這不是因為他鹽吃太多了，這是因為他吃進去的鹽走不了。但是，如果腎上腺指揮錯誤的結果是不停的讓鈉走掉，鈉就一直跑掉，這時血壓就可能過低[30][31]。

　　還有一個高血壓的成因，是大家最容易忽略的，那就是水喝得不夠。

　　當我們水喝得不夠多時，血容量就下降。脫水等於缺血，是因為血漿有 91.4% 都是水。「脫水」聽起來不是很嚴重，但是「缺血」事情就大條了。當我們血不夠時，血管就要收縮，血管收縮就好像把空間變小，現在就覺得血比較夠了。那個收縮的壓力，就造成了高血壓。

　　另外一個能大大影響血壓的因素，就是睡眠。

　　當我們睡不著、睡不夠、熬夜晚睡的時候，本來會血壓高的人，現在血壓就會更高；本來有低血壓的人，現在血壓就會更低[32]。

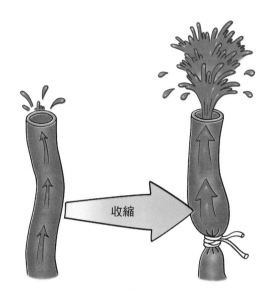

當血管裡的血量不足了，就要收縮血管讓血比較滿，
造成高血壓。

　　還有一種高血壓比較特別，稱為腎血管性高血壓。

　　當我們飲食組合錯誤，導致酸血啃蝕血管壁時，腎臟裡細小的血管就很容易
受傷結疤。當腎臟血管開始結疤後，腎血管就會變窄，這時進腎臟的血流就跟著
減少。腎臟是依照有多少血流過去，再決定我們的血量夠不夠、有沒有脫水。
如果血流不夠，腎臟便誤以為我們脫水，它就會叫血管收縮，補回那個不足的血
量，這時收縮的血管就是高血壓了。

　　血壓就像一棟大樓裡水管裡的水壓。水壓不夠，水到不了它該去的地方；水
壓太高時，又可能把水管沖破。這就是為什麼當我們血壓太低，各個器官就可能
因為供血不足，而開始受傷有症狀。

　　頭部血流不足，我們會頭暈、眩暈、健忘，甚至暈倒；腎臟血流不足，可能
造成腎衰竭；心臟血流不足，則可能造成心臟病發作。相反的，當血壓太高時，
很多部位都可能因為血管被高壓沖破，而造成損害，如腎臟、腦、眼睛的中風。

血壓太高時心臟要工作得更辛苦，所以這時左心室就會肥大和硬化，損害心臟有效幫浦的功能，並且大大提高了心臟病發作與心臟衰竭的機率。

如何遠離高血壓 / 低血壓？

由於高血壓和低血壓的成因一模一樣，主要是看受傷的腎上腺先生，在受傷後是亢進還是機能減退，因此，高血壓和低血壓的預防方式也是一樣的。

● 根治飲食、紓解壓力

既然高血壓的第一大成因就是因為腎上腺指揮官受傷了，那麼要遠離高血壓，第一要務就是保護腎上腺指揮官。

腎上腺指揮官最主要的受傷來源就只有兩個，一個是血糖震盪、一個是生活壓力。當我們血糖震盪時，血糖急速掉下來時，腎上腺會受傷。當我們有壓力，而那個壓力持續過久時，腎上腺也會受傷。所以，要保護腎上腺就應該找到最適合自己的根治飲食黃金組合，同時也要適當紓解壓力。

● 喝夠水

既然高血壓的第二大成因就是水喝得不夠，那喝夠水就是遠離高血壓的重要生活習慣。通常脫水的人其實是不會口渴的，脫水的人不會口渴是因為脫水時渴覺神經無法運作。所以愈脫水的人，就愈不會口渴。

因此，想要喚醒渴覺神經，我們就要先強迫自己喝足量的水。把體重（公斤）×33＝cc.，這就是你一天所需的飲水量，把這個量在每天一開始時先裝好，用手機提醒自己把這些水都喝完。脫水的人喝水時，一定都覺得喝水很勉強、水很難喝。可以在水裡加一些檸檬片，或切幾片水果，或加一點小黃瓜和薄荷。這樣持續的喝，喝到你開始會口渴為止。年紀輕的人渴覺神經復甦的時間比

較短，而年紀大的人就要比較久一點的時間。當你開始會口渴，自動會去抓水的時候，就不再需要算自己的飲水量了。那時，你只要渴了就喝、不渴不喝，很渴喝多點、不太渴喝少點，聽自己身體的聲音，那就是你所需要的不多不少剛剛好的飲水量。

● 注意咖啡、茶、香菸的服用量

很多人常常會咖啡、茶、香菸過量，而引發高血壓。咖啡和茶都有咖啡因，而香菸裡則有尼古丁，這些都屬於刺激物。那你會問，它們都刺激什麼呢？

這些刺激物會去踢腎上腺先生，腎上腺先生一被踢，就趕快把血糖舉起來，血糖＝能量，這就是為什麼我們喝咖啡、抽香菸時，就會精神特別好，喝多了則會心悸，晚上睡不好。腎上腺先生被踢久了，受傷了，掌控礦物質去留的能力受損，當礦物質鈉（鹽）走不了時，導致鹽太多，血壓就上升。

咖啡因對血糖的影響，請見以下實例：

第一天

飲食內容	用餐時間	餐後 1 小時血糖	餐後 2 小時血糖	餐後 3 小時血糖	血糖震幅
早餐 煎蛋 1 個 燕麥片 2、3 口	8:30 a.m.	134	112	108	26

第二天

飲食內容	用餐時間	餐後 1 小時血糖	餐後 2 小時血糖	餐後 3 小時血糖	血糖震幅
早餐 煎蛋 1 個 燕麥片 2、3 口 黑咖啡 1 杯	8:00 a.m.	172	145	115	57

這是我一個病患的血糖檢測紀錄，她這兩餐的內容差不多，都有蛋白質、油脂和相近的澱粉量，唯一不同的是那杯黑咖啡。從紀錄上可以看到，有黑咖啡的那餐，餐後第一小時的血糖一下子飆到了 172，沒有黑咖啡那餐才只有 134。咖啡因的影響不容小覷。

常有病患問我，為什麼平時餐後最高血糖多是第一小時，但有一天測量時變成了第二小時最高，我都會問他們，餐後有沒有喝咖啡或茶，答案通常是有。

你到底能喝多少咖啡、茶、抽多少菸，腎上腺先生才不會被踢得東倒西歪，除了測血糖外，還應該觀察自己的血壓。如果你服用咖啡、茶和菸時本來就易高的血壓現在會更高，或本來就偏低的血壓現在更低了，那你一定要注意自己服用這些刺激物的量。

其實市面上可以買到很多茶和咖啡是沒有咖啡因的，選購低咖啡因咖啡時，最好找到使用 Swiss Water Process 這種方式移除咖啡因的產品，因為一般去咖啡因的方法，多要動用到化學，而 Swiss Water Process 完全沒有使用化學，且能移除 99% 的咖啡因。此外，選購咖啡時最好找有機咖啡豆，因為大部分的咖啡在種植時都噴灑大量農藥（參見「附錄：聰明使用保健食品的方法」）。

● 鹽要吃多少，聽舌頭的話

我當初會走進自然醫學就是因為父母的高血壓，我拿起的第一本自然醫學書籍就是有關高血壓，我那時很震驚貝曼格利醫師（F. Batmanghelidj）書裡說的高血壓成因竟跟吃鹽沒有關係。我會震驚是因為我雙方祖父母都有高血壓，也因此在我成長階段，我媽媽做菜是不加鹽的。我把這事跟我父母分享，他們竟跟我說他們已經吃了 7 年的高血壓藥。都不吃鹽了，還是得了高血壓，我吃了那麼多沒鹽的菜（多難吃），真是冤！

記得，你的血壓是高是低，就要看鈉（鹽）是不是排得出去。所以，吃東西時，最好還是按照自己想吃的鹹度，因為那個鹹度就是你需要的鹽量。如果你發

現自己吃的鹹度有改變，那就表示腎上腺有改變。有時我很累或是糖吃多了，做菜時就加特別多鹽，全家哇哇叫。有時我做菜時又放很少鹽，然後全家也哇哇叫。

用你吃東西的鹹度要求，來判斷腎上腺的情況是一個很好的指標[33]。所以，你如果重鹹，那表示腎上腺太累了，不應限鹽，而是要想辦法改善腎上腺的健康。如果腎上腺先生很累，然後你又不吃鹽，電解質一定失衡。如果腎上腺好了，重鹹的情況自然就改善了，不會那麼想吃很鹹的食物。

但是，如果你腎臟受過傷，有腎血管性高血壓，那你排鹽的能力很可能會受影響，這時就可能要調整鹽的食用量來配合已受傷的器官。

想知道更多

有高血壓時該怎麼吃？請參見：https://goo.gl/bu3wnm

● 適度做有氧與核心肌群運動

我有很多病人都是在開始做有氧和核心肌群運動後，血壓才降下來的。為什麼這些運動能影響血壓呢？

有氧運動能夠訓練心肌，當你的心臟肌肉夠強壯，功能就更強，血流就比較順，血壓也才平穩。

而核心肌群訓練的是全身的骨骼肌（骨頭旁邊的肌肉），我們的骨骼肌大大的主導了血流。

從下頁的圖可以看到，血管裡其實是有一截一截的閘門，當我們肌肉放鬆時，這些閘門是關著的，當我們肌肉收縮時，這些閘門是開開的，血流才能通過。如此一來，肌肉收縮和放鬆，能夠幫助把血流從四肢帶回心臟，它們可以說是心臟的小幫手。這就是為什麼站著或坐著太久不動，就會到處痠痛，因為肌肉代謝產生的酸，無法被血流帶走排出。

肌肉放鬆、閘門關著

肌肉收縮、閘門開開，血流通過

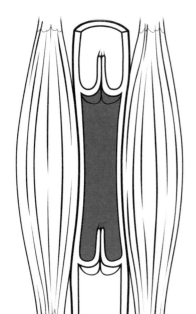
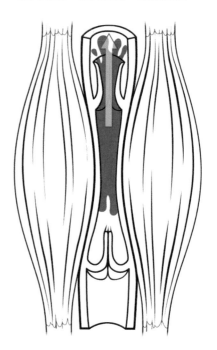

血管裡有一個一個的閘門，它們的開關多數是靠肌肉在掌控的，稱為骨骼肌幫浦
（作者：OpenStax College, 2013）。

由於血管都是貼著肌肉的，所以當我們年紀大了，卻不常運動，肌肉軟趴趴的時候，心臟就等於沒有這些小幫手來幫忙了。這時心臟就會特別累、特別容易生病，血壓也會容易不穩。所以，如果我們能夠適度做有氧和核心肌群等運動，對維持血壓穩定有正面的幫助[34]。

切記，運動的重點是「適度」！常常看到有些人覺得運動好，所以就拚命運動。事實上，過量的運動，傷心也傷身。運動時聆聽自己的聲音，不要一天到晚在那裡「挑戰」自己。上了年紀的人，最安全也最有效的有氧運動是快走；最安全也最有效的核心肌群運動是爬山。

● 注意壓力變化時，用血壓藥與保健食品支援

在我父母修正飲食、腎上腺先生修復、停止以茶代水後，他們的血壓自動降下來了，但仍然保持很好的量血壓習慣。偶爾他們情緒緊張、長途旅行，或是天氣冷時，血壓還是會上升而出現不舒服的症狀，比如一直打呵欠、眩暈、耳鳴、臉紅、眼白充血，這些都是徵兆。所以他們身上備著降血壓的西藥，隨時可以使用。

就因為生命一直會有變化，如果有長期的壓力源，或者腎臟已經受過傷，我們可以在特別需要支援的時刻，服用支援腎上腺與腎臟的保健食品（參見「附錄：聰明使用保健食品的方法」）。

〔讀者經驗分享〕吃得對，跟高血壓說拜拜！請參見：https://goo.gl/Jez34N

14 | 痛風 / 尿酸過高

　　大家都說，尿酸高是因為吃過多的普林食物。這個說法和邏輯，就跟把高血壓怪在鹽身上一樣的過於簡化。

　　尿酸是普林在我們身體裡用完時產出的東西沒錯，但是，它會升高不是因為我們吃太多了。就跟高血壓的原理一樣，尿酸會升高，是因為無法排出去。

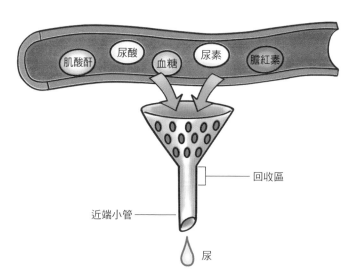

腎是身體的漏斗，它過濾的東西是肌酸酐、尿酸、血糖、尿素、膽紅素等。這個漏斗有個回收區回收尿酸和血糖。

　　我們的腎臟像一個漏斗，它篩選出我們不要的東西，從尿排出去，腎排出去的東西裡有尿素、膽紅素、肌酸酐，此外，還有尿酸與血糖。

　　但是，尿酸和血糖對身體來說其實很重要。血糖是我們主要的能量來源，而尿酸則是最重要的抗氧化物之一；我們都知道抗氧化物能保鮮，這樣身體才能長保青春。就是因為血糖和尿酸都很重要，所以在排出去經過近端小管這個長廊時，那裡有個回收區，會把血糖和尿酸拉回身體裡。

　　因為血糖和尿酸的回收區一樣，所以當糖量上升時，尿酸被回收的速度就加快了，這時過多的尿酸就會被拖回身體裡。尿酸和鹽一樣，量一多就會結晶，結晶的尿酸會卡在關節上，積少成多，關節開始發炎腫脹，就變成痛風了[35] [36]。

　　大部分人都知道尿酸是從尿排出的，但很少人知道，有差不多 25%～30% 的尿酸，其實是從糞便排出的。也就是說，如果我們「肝—膽—大便」這條排毒管道不暢通，或者是腸道裡生態出問題，那尿酸也會有排不出去的危險，排不出去只好回到血液，這時尿酸也會跟著上升，就有痛風的風險了[37] [38] [39]。

　　尿酸會升高，還有另一個原因，那就是這個人水喝得不夠。

　　前面的篇章提過脫水＝缺血（參見 102 頁），如此一來，身體不敢放水出去，這個人就不會想尿尿了。你想想，60%～75% 的尿酸都是從尿排出去的，現在連尿都出不了身體了，尿酸只好回到血液裡，這時尿酸就會升高了。

　　尿酸高，最大的風險當然就是痛風了。我見過自己的病患，長期痛風後，引發類風溼性關節炎與僵直性關節炎。這也難怪，痛風是結晶卡在關節造成發炎，炎發久了，就引發自體免疫系統問題。

如何遠離痛風 / 尿酸高？

● 根治飲食

　　既然高血糖就可能引發高尿酸，那平穩血糖就是遠離高尿酸的最好方法。所

以，要降低尿酸指數、解除痛風危機，就要找到最適合自己的根治飲食黃金組合，並且確實執行。

● 注意消化

腸道的環境也直接影響尿酸的排出，所以注意消化對尿酸指數也很重要。那麼，找到適合自己的根治飲食黃金組合，注意咀嚼習慣，藉由觀察大便的形狀和氣味了解自己的消化情況，用以調整與支援消化，對尿酸平衡也會有正面影響（參見 25～28 頁）。

我常見高尿酸病患開始服用足量的胃酸後，腸菌恢復平衡、消化健康了，所以「肝—膽—大便」這條排毒管道逐漸暢通，尿酸問題也得到解決[40]（參見 30 頁）。

● 多喝水

不喝水，身體就不放水；身體不放水，尿酸就出不去。所以，確保自己的渴覺神經是敏銳的，聆聽身體的話去補水，也就是確保尿酸平衡的重要基礎（參見 19 頁）。

● 肝膽腎排毒保健食品

由於尿酸是跟著尿和大便排出身體的，所以，尿和大便這兩條排毒管道一定要暢通，尿酸才排得出去（參見 43～50 頁）。既然這樣，尿酸高時除了必須做飲食調整外，也可以服用支援肝膽腎運作的保健食品（參見「附錄：聰明使用保健食品的方法」）。

但是，如果痛風已經犯了，表示結晶已產生，這時除了肝膽腎支援與飲食調整外，最重要的是盡快消炎。魚肝油裡的 Omega 3 是消炎管道的領路人，它能協助消炎。亞麻仁籽油也有高量 Omega 3，適合素食者食用。

　　但是要記得，植物性的 Omega 3 在人體內還要多經一道轉換手續，才能變成我們可以使用的東西。就好像紅蘿蔔裡的維他命 A 跟肝臟裡的維他命 A 是不一樣的。

　　植物的維他命 A 還要經過很複雜的轉換，最後才能變成人體可以使用的東西，但肝臟裡的維他命 A 我們可以直接利用。畢竟，我們是肉身做的，也因此從動物身上攝取的營養，雖然名稱跟植物的一樣，但兩者還是有根本的差別。所以，一般來說，使用魚肝油的消炎效用會比亞麻仁籽油來得好[41]。

想知道
更多

有痛風和高
尿酸可以怎麼
吃？請參見：
https://goo.
gl/83Z34s

15│腎功能減退

　　當我們的身體檢查報告出來，發現有尿蛋白、血液肌酸酐升高、血液尿素氮升高（BUN）、腎絲球濾過率（GFR）出問題時，我們就被告知自己的腎功能減退了，醫生會讓你知道，最嚴重的後果就是洗腎。

　　我們的腎好好的，又沒被打、又沒被撞，怎麼會功能減退呢？

　　其實，腎會功能減退，都是吃出來的。還記得全身血管最細小的地方有三處嗎？除了手指尖、腳趾尖和眼睛外，第三處就是腎臟。腎臟血管小、牆壁薄，才能做過濾的工作。但也就因為它的血管好小好小，所以當我們飲食組合錯誤，導致酸血啃蝕血管壁時，受傷最深的便是腎臟裡面這些好小好小的微血管。當這些微血管受傷壞掉時，就等於我們體內的「過濾器」壞掉了。過濾器一壞掉，那些本來經由腎臟過濾的東西，指數就開始出問題，像是尿酸、肌酸酐、尿素氮等。

　　你會問，那尿蛋白呢？其他東西是出不來在血液裡升高，那尿蛋白是怎麼跑進尿裡的？是不是吃太多蛋白質的東西就會傷腎呢？

　　很久以前我們發現尿裡會出現過量蛋白質的時候，我們是把腎臟當作一個構造很簡單的漏斗，但這個漏斗其實一點都不簡單。它可不是只有用大小在過濾，它裡面還有一層是用電荷在過濾。比如蛋白質是充負電的，而漏斗上也是充負電的，負負相斥，蛋白質就出不去。但是當腎臟受傷時，充負電的過濾層表面的電就消失了，結果充負電的蛋白質無法與漏斗相斥，因此跑過了漏斗，蛋白就出現在尿裡，這就是尿蛋白[42] [43] [44]。

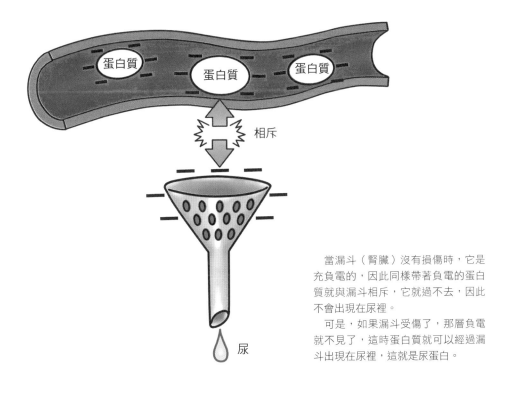

當漏斗（腎臟）沒有損傷時，它是充負電的，因此同樣帶著負電的蛋白質就與漏斗相斥，它就過不去，因此不會出現在尿裡。

可是，如果漏斗受傷了，那層負電就不見了，這時蛋白質就可以經過漏斗出現在尿裡，這就是尿蛋白。

腎功能減退常見的後遺症

● 尿液減少
● 腳、腳踝、小腿水腫
● 無來由的喘不過氣
● 過度疲倦、想睡
● 持續頭暈
● 意識迷迷糊糊
● 胸口疼痛、胸口壓力大
● 癲癇
● 血壓不平穩

想知道
更多

腎功能問題其實是吃出來的！請參見：
https://goo.gl/cex5Sd

想知道更多

腎功能減退是如何形成的？該怎麼吃才不會持續惡化？請參見：https://goo.gl/e8Snbd

依我的諮商經驗發現，即使病人的腎功能恢復後，也很少見到尿蛋白的指數變正常。我想可能是因為充電荷的那層漏斗在損壞之後，就很難再恢復充電，所以即使病情有好轉，腎臟功能恢復，尿蛋白指數也都會比一般人要高。

這有點像得過糖尿病的人，胰臟曾經嚴重受損，所以即使血糖恢復正常，調節血糖的功能也恢復正常了，糖化血色素（A1C）下降到正常值了，但是清晨空腹血糖指數還是很高。那是因為清晨空腹血糖測的就是胰臟的健康情況，而損壞過的胰臟細胞無法重生，所以胰臟因血糖過高而受過傷的人，清晨空腹血糖就會一直比一般人高，也就是黎明現象。

如何遠離腎功能減退？

現在一般腎臟病患的飲食，多是建議低蛋白飲食。但我認為低蛋白飲食不但不能遏止腎衰竭，還會造成血糖震盪，對腎臟的損害加劇。

如右表所示，這一餐裡的含糖量相當於 23.5 粒方糖，而能減緩如此多糖的只有一點點蛋白粉和一點點奶油。

這一餐吃下去，血糖要不震盪實在很難，而血糖老是忽高忽低的，傷的就是腎，對它的痊癒並沒有幫助。

美國腎臟保健書籍所建議的早餐菜單，但糖分如此高的餐食其實會傷腎[45]	
1杯	玉米粒 16g
¼ 杯	蛋代替品（蛋白粉）
2 片	白麵包 26g
2 湯匙	奶油
2 湯匙	果醬 21g
236 ml	蔓越莓葡萄汁

● 根治飲食，少吃多餐

　　既然傷腎的不是蛋白質和水，那要讓腎痊癒，為什麼要限制蛋白質和水？限制蛋白質，少吃了這類東西，尿出來的蛋白質自然會變少，但並不表示這樣就能讓腎臟停止受傷。

　　讓腎臟受傷的最主要因素是高糖，所以要讓腎臟停止受傷最要緊的事，就是在飲食中減糖。但是，由於腎功能減退的人腎臟都傷得很重，所以漏斗的過濾必定效率不高。就因為如此，所以減少腎臟的負擔就很重要，「少吃多餐」就能達到這個目的。

　　少吃多餐時，要先按根治震幅血糖檢測法，去找到不會震盪血糖的個人根治飲食黃金組合，然後餐餐如此。只是每一餐的量不多，把三餐拆開來吃，每一次都吃一點，別吃太飽。這樣一來，腎臟在過濾時，也是以「多次少量」處理，負擔就沒有那麼大了。

● 吃腎補腎

　　中國老祖宗說「以形補形」，也就是「吃什麼補什麼」，這種觀念真是有智慧。我們現在知道，器官組織合成是來自於營養，那表示，直接吃那個器官，就會得到合成那個器官的營養。所以如果受傷之處是腎臟，那麼補腎最佳補品當然是腎，也就是腰子。我通常會指示腎臟受傷的病人，一個月至少吃兩次腰子料理。

想知道更多

公公的腎功能指數好轉了！請參見：https://goo.gl/3e9j3N

公公腎指數的追蹤，請參見：https://goo.gl/o1hnqR

16 | 失智症

　　以往的人都要到很老很老了才有失智的可能，但是，現在失智症患者的年齡卻是年年往下降，四十幾歲就開始失智的人，比比皆是。過去我們一直以為失智症的根源是腦部神經出問題，但是，美國布朗大學教授蒙特（Suzanne de la Monte）稱失智症為第三型糖尿病（Type 3 Diabetes），她認為，失智跟血糖有關[46] [47]。

　　你會問，「腦子」跟「血糖」有什麼關係呀？

　　前面講到手指腳趾發麻時，提到酸血能夠啃蝕血管，造成血管受傷，無法輸送氧氣給神經，神經 3 分鐘無氧就開始壞死了（參見 80 頁）。而我們神經最密集的地方就是腦子。所以血糖一震盪，神經就受傷，神經一受傷，就等於存取記憶的東西壞掉了，常常，我們就拿不出來本來存好的記憶，也就想不起某些人事物，這就是失智的開始。

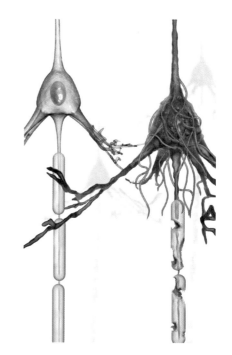

左邊是正常神經細胞，右邊是失智症患者的神經細胞（作者：BruceBlaus, 2013）。

　　其實，沒有得失智症前，卻開始出現健忘的症狀、老是想不起事情或重複問問題的人，也應該要小心。

　　腦只占我們體重的 2%，卻需要全身 20% 的能量，是個大量需要能量的地方。因為腦那麼需要能量，所以當能量掉下來時，腦受到的影響最大。而能量＝血糖，所以如果飲食組合錯誤導致血糖震盪，上去很高，掉下來很低的時候，腦的能量就會不足。能量不足就好像斷電一樣，存取資料都出問題，就什麼事情都記不住，也想不起來了。這個「小毛病」其實是個警訊，不可輕視。

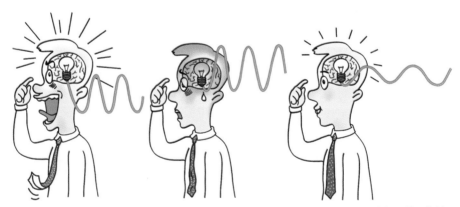

腦子是全身最需要能量的器官，血糖＝能量，所以血糖不穩時，腦子的運作就會不穩，接著出現一下子想不起事情，或反覆問同一個問題的症狀，這都是失智症的前兆，不可輕視。

　　另一個會造成神經傳導出問題的原因，就是膽固醇攝取不足。

　　我們神經上面包了一截一截胖胖的東西，叫作髓鞘，髓鞘是膽固醇做的。這也是為什麼腦這個神經最密集的器官裡，有高達 60% 的膽固醇。髓鞘是做什麼的呢？它的工作就是讓電流傳導速度變快。

　　我們的神經是由生化電流在傳導訊息的，電流只要一碰到膽固醇就會跳，它一跳，傳導速度就加快。

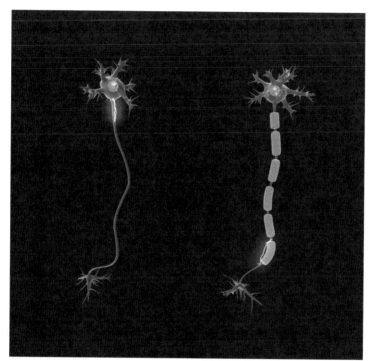

左邊神經沒有髓鞘，傳導訊息的速度比右邊有髓鞘的神經要慢得多了（作者：
Dr. Jana, 2016）。

　　從上圖可以看到，有髓鞘的神經和沒有髓鞘的神經，傳導電流的速度差別有
多大（請連結圖片網址看模擬動畫：https://goo.gl/iz97SN）。

　　如果一個人因為髓鞘不夠，所以電流傳導速度過慢，那他是不是會常常想不
起來，記憶存取都很遲緩呢？

　　失智症患者也很容易出現強迫症或妄想症，他們常因此不能安靜休息、好好
睡覺，或總是處於懷疑他人的害怕中。所以，當人失去記憶、不認得人時，這個
病已走到盡頭。雖然失憶本身並不會損害健康，但是，這個病卻能拖垮照護者的
身心健康。

　　家中如果有失智病人，照護者一定要輪班，要不然沒有人撐得住。

如何遠離失智症？

● 根治飲食

　　既然失智症算是第三型糖尿病，那麼平穩血糖就是遠離失智症的最佳良方。這就是為什麼我一再強調，想要知道你的飲食組合到底對不對，不要猜，要用根治震幅血糖檢測法去測。測了你才知道你一餐到底能吃多少澱粉，血糖才會平穩。如果猜錯了，那代價就可能是神經繼續受損。

　　在我的門診經驗裡發現，要遏止失智症其實並不難，既然它是第三型糖尿病，那麼平穩血糖後，一般病患的症狀就開始消失，不再重複問問題。但是，由於平穩血糖只能遏止這個疾病的惡化，很難讓已經受傷的神經恢復，所以，及早發現失智症，及早調整飲食，是很重要的。絕對不要輕忽老人家反覆問問題，或者反覆嘮叨同一件事的症狀。他會一直反覆不見得是要煩你，很可能已經開始有失智症了。

想知道更多

〔讀者經驗分享〕根治飲食遏止了帕金森氏症和阿茲海默症！請參見：https://goo.gl/wQe7pH

● 好油要吃夠

　　由於神經傳導要夠快，靠的是膽固醇，而膽固醇就是油去做的，所以吃好油真的很重要。吃好油時最好按照用途選購做菜的油（參見 46 頁），或是直接從肉裡攝取油脂，這樣的方式身體吸收膽固醇的效率是最高的。

　　特別要提醒的是，不要單獨喝油。用油做菜、直接從肉上頭吃到油，吃夠了，自然就膩、會飽，身體有時間告訴我們要停。但是，如果油是用喝的，一旦過量了，身體

有關油脂的攝取方式，請參見：https://goo.gl/qE5d51

來不及告訴你。油過量跟糖過量一樣，會造成酸中毒。

● 注意藥物作用

我們服用任何藥物或保健食品時，都應該充分了解它的特性，才不會盲目使用。由於腦部有 60% 的膽固醇，所以當身體不再合成膽固醇時，必定會影響到腦。而降膽固醇藥物的作用，就是不讓膽固醇合成。這就是爲什麼在美國食品藥物管理局（FDA）官網上，列出這類藥物的副作用包括：失眠、眩暈、感官異常（如燒灼感、刺痛感，或全身爬滿螞蟻的感覺）、嗜睡、失憶、做噩夢、性欲減低、情緒不穩定、動作不協調、周邊神經病變、斜頸、面癱、痙攣、憂鬱、感官遲鈍、肌肉僵直[48]。

美國太空人同時也是醫師的格拉韋林（Duane Graveline），就是在自己使用降膽固醇藥物後出現失憶症狀，才開始研究這個藥物的副作用，而寫了好幾本有關降膽固醇藥物傷害神經的書籍[49]。

除了降膽固醇藥物外，還有一種常見的腦部神經傷害是來自於降血壓藥。我常常見到的例子是降血壓藥過量了，最後病患血壓反而壓得太低了。就像高樓的水壓太低時打不上高層樓，而血壓太低時血液也打不上腦部，久而久之，腦部就要因爲缺氧過久而受損。所以，如果你有服用降血壓藥，一定要天天量血壓，因爲我們的血壓隨著生活壓力以及飲食、飲水，一直都會有變化，所以藥量也應該隨時跟著血壓而改變。

特別要提醒的是，每個人在做任何藥物決定前，都應諮詢合格醫師。

想知道
更多

作者在美國
阿茲海默協會
演講錄影，請
參見：https://
goo.gl/myJsZL

17 | 女性更年期

　　很多人以爲女性停經後，身體就不再生產女性荷爾蒙了。其實，停經後，生產女性荷爾蒙的重責大任，是從卵巢移交到腎上腺先生身上。

　　如果這個人的腎上腺先生很健康，更年期症狀就會很輕微，而且症狀很快就會消失了。

　　但是如果這個人長期吃錯，造成血糖震盪，導致腎上腺先生受傷，卵巢功成身退把工作移交給腎上腺先生時，腎上腺先生就會像接到燙手山芋一樣，不敢接收。這時，生產荷爾蒙的工作就會非常不順利，而造成各種症狀。比如，本來到處都潤滑的地方，現在從皮膚、陰道、眼睛、頭髮，都開始覺得很乾，或者開始掉頭髮。

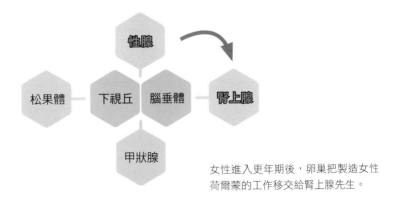

女性進入更年期後，卵巢把製造女性
荷爾蒙的工作移交給腎上腺先生。

　　女性進入更年期以後，腎上腺先生工作量大增，就可能受傷更重，他一垮，就會把跟他相連的下視丘、腦垂體一起拖垮。下視丘掌管我們的自律神經系統，他跟腦垂體是一個團隊，他們監控著體溫、睡眠、情緒等。現在下視丘跟著腎上腺先生一起垮台，這時，自律神經系統就會亂，可能出現體溫問題如熱潮，或是睡眠規律大亂，也可能突然有情緒起伏的問題。

　　這就是為什麼很多更年期女性明明生活美滿、家庭事業順利，卻會早上一睜眼就掉眼淚，這樣的憂鬱症常常是上述骨牌效應的結果。

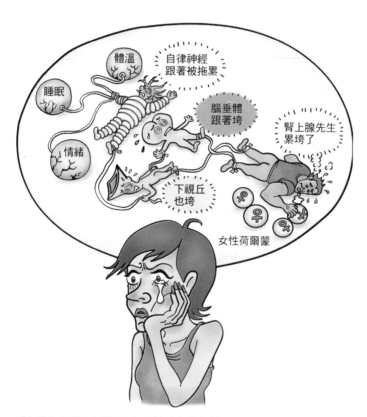

　　腎上腺先生平時太累了，無法接手卵巢交付的工作，就把下視丘、腦垂體一起拖垮，使更年期女性出現一大堆症狀。

如何順利度過女性更年期？

我們在職場如果有重要的夥伴要退休了，其他人會特別支援那個接手的人，而更年期也是身體裡一名重要的幹部──卵巢──宣告退休，所以，「特別支援」才能順利度過這個生命裡重大的過渡時期。我常見女性進入更年期，卻還是不停的透支自己、過度操勞，這種情況很可能會使更年期無限延長，症狀不斷出現，弄個 5 年 10 年，沒完沒了。最後不只是身體整個搞壞了，也常常會因為更年期帶來的情緒雲霄飛車，連帶把身邊的人際關係也一併弄壞了。

由於愈年輕的人往往更早接觸加工食品和含糖飲料，比上一代的人吃得更失衡，所以更年期比上一代到得更早。而更年期愈早到來，就表示愈早老化。所以，想要讓月經能多來一些時候，或是更年期已經到來，想要順利度過，可以按照以下方法讓自己長保年輕。

如何避免更年期提早到？

● 根治飲食

想要支援腎上腺先生，就不要讓血糖重重的掉下來打擊他；不想血糖重重的掉下來，就不要吃錯飲食組合，讓血糖快速往上飆。

這個時期的女性往往生活忙碌，然後又怕胖，常喜歡用最簡單的方法果腹，所以不是隨便抓片麵包，就是順手拿起香蕉或蘋果，結果就是血糖震盪，把腎上腺先生拖垮。腎上腺先生一垮，就無法承接卵巢交付給他的重責大任。

● 節制咖啡、茶和香菸

咖啡、茶、香菸都含有刺激物，所刺激的就是腎上腺先生。在他正要接手新工作時，每一次你用刺激物去刺激他，就好像在踢他一樣。最後，他工作還沒接

下來，就經常被踢得滿身瘀青，這樣，怎麼可能做好更多工作呢？（另一個選擇是低咖啡因咖啡，參見 106 頁。）

● 把外食的澱粉、甜點帶回家

外面餐廳為了要促銷，常常是一組套餐一組套餐在賣的。套餐附加的東西五花八門，又加澱粉、又是飲料、又是甜點，只多一點點錢而已，讓消費者非常心動。其實，大部分的套餐附加的東西幾乎全都是糖。如果社交聚會時為了點餐方便，也隨大家叫了一份套餐，不要把澱粉和甜點吃完，離開時打包起來，回家再重新處理。比如薯條沒吃完，回家可以炒點豬肉，用薯條代替飯，把豬肉鋪在薯條上，再煎個荷包蛋，配個沙拉，便是美味可口而平衡的一餐（更多「外食變身術」，參見《28 天超便利根治飲食法》）。

● 享用下午茶的正確方法

上了一點年紀的女人，不但有經濟能力，也有比較多的時間可以社交，下午茶就是社交的重要活動。問題是，下午茶是兩餐的中間，可以點的都是小點心，很少點得到肉或蛋白質，一吃下來又是咖啡、茶，又是甜點，血糖肯定大震盪。所以，我通常會在前往下午茶餐廳之前，在街上先買炸雞排、炸豬排、鹹酥雞這類有蛋白質和油脂的東西先吃。

你一定會問，吃油炸的不是不好嗎？外面的油怎麼能放心？

你說得沒錯，外面的油一定不對，外面的肉也不一定好，可是，「平衡血糖」的優先順序，一定要排在「食材好壞」的前面。如果血糖大震盪，你吃得再好，營養也會因為調整血糖而大量流失，比如 1 個血糖分子，就要靠 28 個鎂分子才能帶離血液。如果血糖保持平衡，身體其實是有能力時刻排毒的。所以，想要兼顧社交和健康，只要優先考慮把血糖照顧好就行了。

● 紓解生活壓力

上了一點年紀的女人，常是上有老下有小的「夾心餅乾」；同時照顧老小的女人如果不照顧自己，就會被生活榨乾。

我們的壓力，幾乎全部是腎上腺在處理的，壓力一來，就等於震盪好幾次血糖那樣的傷腎上腺。所以，做女人的，在這個年紀，一定要培養領導與管理家庭和事業的認知與技能，才不會被生活瑣事牽著走。身為女人要能夠體認，老天讓我們孕育生命，並不表示我們擁有他人的生命；別人該做的事，應該要還給別人做，不要什麼都攬在自己身上。

此外，我們看生活的角度，能夠直接決定什麼會變成壓力，什麼不會變成壓力，那麼，培養健康的心態就很重要：「碰到你不能改變的事，擔心也沒用是吧？而碰到你能改變的事，你是在擔心什麼啦！」

● 攝取足量膽固醇

還記得在 53 頁有一個荷爾蒙的連結表嗎？

男性和女性荷爾蒙的最源頭始祖，都是膽固醇（這就是為什麼世界上最著名的催情食物──蠔──便含有高膽固醇）。正在經歷更年期的女人，一定要吃足量的膽固醇，更年期才能順利度過。

● 多曬太陽

陽光的紫外線照射到我們皮下的膽固醇，就會轉成維他命 D，這是我們最容易使用的一種維他命 D。

維他命 D 不只是一種維他命，其實，它也是一種荷爾蒙。所以，維他命 D 對男性和女性荷爾蒙的生成，有關鍵性的影響。因此，在不曬傷的情況下，多到戶外活動，接觸陽光，對荷爾蒙的平衡是非常重要的[50]。

● 使用荷爾蒙一定要小心

因為卵巢生產最大宗的荷爾蒙是女性荷爾蒙，所以，當卵巢功成身退、出現更年期症狀時，我們就很容易假設我們一定是缺乏女性荷爾蒙，因此就開始補充女性荷爾蒙。但是，這樣沒頭沒腦的補充荷爾蒙有兩大問題：第一，你怎知你需要的是女性荷爾蒙？事實上，卵巢也生產黃體素，卵巢也生產男性荷爾蒙（yes，女性體內也有男性荷爾蒙），你怎知你需要的不是黃體素或男性荷爾蒙呢？再來，你怎知你不是女性荷爾蒙生產過量，而造成女性荷爾蒙阻抗，就像胰島素阻抗並不是胰島素不足，而是胰島素過多一樣。如果你真的需要補充荷爾蒙，你怎知你需要多少量的荷爾蒙？

如果你補充的是錯的荷爾蒙，或者你補充過少或過量的荷爾蒙，因為這些荷爾蒙是隨著下視丘、腦垂體與全體內分泌系統相連的，如果補錯了，必定會帶給內分泌系統七級以上的大地震。

所以，補充荷爾蒙前，一定要先精確測量，你缺的到底是女性荷爾蒙還是黃體素？或是你根本沒有缺這些，只是男性荷爾蒙與女性荷爾蒙的比例失衡。記得，一般血液檢驗出的荷爾蒙其實並不是真正在身體運作的荷爾蒙，真正在運作的荷爾蒙是游離荷爾蒙。一般游離荷爾蒙可以在功能性醫學診所由唾液檢驗出來。

荷爾蒙替代療法有效嗎？請參見：https://goo.gl/hffCER

在補充荷爾蒙時，最需要注意的是，你用的荷爾蒙到底是不是生物核對荷爾蒙（bio-identical hormone）。很多市售荷爾蒙是人工的或用馬的荷爾蒙去做的，它的分子跟我們體內的荷爾蒙長得不一樣，作用也會有差別。因此，在選購荷爾蒙時，最好選用生物核對荷爾蒙。

切記，即使你使用的是食物裡的植物性荷爾蒙，比如黃豆裡的黃豆異黃酮，它也會在你體內產生強大的效用。如果你並沒有服用或塗抹這類植物性荷爾蒙，只是

吃大量的黃豆類食品如豆腐、豆漿、豆乾等，這類荷爾蒙在體內的量也會升高。但是，你是不是需要吃黃豆類食品或服用植物性荷爾蒙如大豆異黃酮，也請務必要先測一下荷爾蒙才去補充，要不然如果你的症狀是因為荷爾蒙阻抗而產生的，那就會愈補症狀愈嚴重。

我們的荷爾蒙需求會一直改變，所以，如果你在使用任何形式的荷爾蒙，一定要做定期追蹤檢驗，看看劑量是不是需要調整，否則很容易引發其他腺體的問題。

更年期吃黃豆有效嗎？請參見：https://goo.gl/uVNrQ2

● 補充腎上腺、肝膽腎支援保健食品

現代人的飲食、飲酒、壓力、睡眠管理不佳，常常讓肝臟堵塞，所以很多人的肝膽腎排毒管道其實是塞車的。因此，任何人補充荷爾蒙之前和之間，我都建議先做肝膽腎排毒管道的保健食品支援。因為，很多荷爾蒙失衡引發的症狀，其實都跟荷爾蒙本身產出量無關，而是跟它是不是能夠順利從肝分解，再從膽腎排出體外有關。所以，如果肝膽腎排毒管道能暢通，很多跟荷爾蒙相關的症狀常會自動消失。

如果，你已經在使用任何形式的荷爾蒙了（或是增加含有天然荷爾蒙的食物如黃豆），那我更建議你服用支援肝膽腎排毒管道的保健食品，這樣才能確保過量的荷爾蒙能夠順利分解排出，不滯留在體內；要不然，荷爾蒙一滯留就可能造成乳房腫脹，以及各種子宮增生、囊腫、經期失調、經痛症狀。

由於女性更年期時，是腎上腺承接卵巢重責大任的時刻，所以，在這個時刻支援腎上腺先生是極度重要的，可以選用溫和的草藥保健食品來支援腎上腺運作，或是選用強度較高的腎上腺腺體保健食品，直接補充腎上腺組織（參見「附錄：聰明使用保健食品的方法」）。

18｜男性更年期

　　很多人以為只有女性有更年期，其實，男性也有更年期。女性更年期的英文是「menopause」，男性是「andropause」。以前我們一直以為男性沒有更年期，是因為測錯荷爾蒙了。我們以前只有看男性血液裡的睪丸素（男性荷爾蒙的一種），而男性睪丸素年輕和年老時的量沒有什麼改變。但是，前面提過真正在身體裡運作的荷爾蒙，其實是游離荷爾蒙（參見 128 頁），如果我們去測男性的游離睪丸素就會發現，原來男性年老時游離睪丸素會下降那麼多！當男性荷爾蒙與女性荷爾蒙在男性的身體裡比例失衡，男性就會開始出現一大堆症狀。

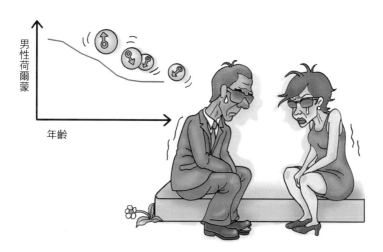

男性跟女性一樣，隨著年齡增長，性荷爾蒙也漸漸下降。

男性更年期症狀與女性更年期症狀有許多相似的地方	
● 性欲減低	● 骨質疏鬆
● 不舉、早洩	● 攝護腺腫大 / 癌症
● 射精問題	● 皮膚變薄
● 睡眠問題	● 無法專心
● 肌肉無力	● 記憶問題
● 疲倦	● 血糖問題
● 焦躁	● 肚子大減不下來
● 憂鬱	● 禿頭
● 心血管疾病	

　　女性更年期大家普遍了解，所以女性在經歷更年期時會求助，也會得到許多情感與保健上的支援。但是，大部分人並不了解男性也會有更年期，因此，當男性在經歷更年期時，常常就會處理單一症狀，而沒有全面支援這個大宗荷爾蒙轉換的過渡時期，尤其是他們在經歷情緒性症狀時，如焦躁、憂鬱等問題，大家因為不懂，所以不會給予情感上的支援。

　　其實，男性和女性都會經歷更年期，如果我們不了解這個現象，就很可能在男性女性同時經歷更年期時，不懂得彼此支援，反而互相抱怨指責，而造成了一拍兩散的婚姻危機[51]。

Yes，男生也有更年期！請參見：https://goo.gl/jB5e4h

如何順利度過男性更年期？

　　由於男性和女性在進入更年期時，是同坐一艘船的，所以「如何順利度過女性更年期」的建議，也都適用於男

性（參見125頁）。除此之外，還有其他注意事項：

● 根治飲食

　　男性更年期要特別注意飲食裡的血糖震盪，最主要的原因是，胰島素對男性荷爾蒙的影響很大。只要我們吃錯飲食組合，血糖一升高，緊張的胰臟小姐就會分泌大量胰島素把血糖往下壓，胰島素量一大，男性荷爾蒙就會在男性身體裡面一直被轉成女性荷爾蒙。你想想，一個女性荷爾蒙比男性荷爾蒙比例要高的男人，怎麼會舉得起來、怎麼會不禿頭呢[52]？

　　要特別提醒的是，男性出現上述更年期症狀時，比如禿頭、性欲減低，醫生常常都是開男性荷爾蒙給男性。但是，如果這時這個男性並未改善飲食，把血糖穩定住，胰島素量一大，他外加愈多的男性荷爾蒙，就會轉成更多的女性荷爾蒙，等於火上加油。我在諮商時看到這樣貿然使用男性荷爾蒙的案例，都是一開始症狀會好轉一點，但後來卻是愈來愈嚴重！

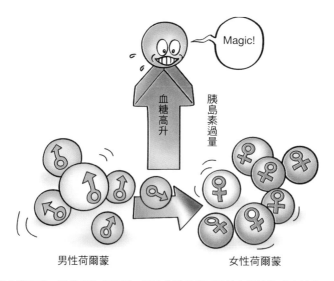

當血糖高升，胰島素生產過量，男性的男性荷爾蒙就會開始轉成女性荷爾蒙。

　　當男性身體裡的女性荷爾蒙的比例開始比男性荷爾蒙高的時候，男性就會出現一大堆上述的更年期症狀。所以，男性在經歷更年期時，一定要更確保飲食組合是適合自己的，這樣血糖才能平穩，胰島素才不會過量。

● 酒不過量

　　酒精是在肝臟分解的，所以，當我們酒喝多時，肝臟就一定堵塞。也就是這個原因，酒一喝多，肝指數就很容易爆點。肝一堵塞，用完的荷爾蒙就排不出去。如果這個人除了喝酒外，糖也過量，他的男性荷爾蒙就會一直轉換成女性荷爾蒙，現在，這個過量的女性荷爾蒙又因為肝堵塞而出不去。女性荷爾蒙的一大工作，就是促進增長，所以當它一直走不了而回到體內，就會不斷的刺激增生，導致攝護腺腫大（參見 192～193 頁）[53]。

　　我常見男性相聚時，為了怕胖，所以直接喝酒，省了下酒菜，這是最糟的。下酒菜都是有肉有油的，比如酸菜炒酥腸、花生炒小魚干，外國人喝紅酒配起司等，它的存在是有原因的。

　　酒精容易影響血糖，所以有肉有油的下酒菜就可以平穩血糖，這就是為什麼空腹喝酒會那麼不舒服。再加上，酒精需要肝臟排毒，而肝排毒是蛋白質在協助的，因此，喝酒時一定不要忘了搭配有豐富蛋白質和油脂的下酒菜（更多下酒菜與解酒菜，參見《28 天超便利根治飲食法》）。此外，由於酒精必須要靠肝臟分解排毒出去，所以喝酒前和喝酒後如果都能補充支援肝膽腎的保健食品（參見「附錄：聰明使用保健食品的方法」），用以確保排毒管道運作順暢，就能協助比較順利和快速的清除酒毒，減輕酒精對身體的傷害。

　　特別要提醒，拒絕朋友的勸酒，頂多被笑一下，真的不會死啦！然而，酒喝多了，接著女性荷爾蒙比例開始高過男性荷爾蒙了，便會出現一大堆症狀，甚至連胸部都長出來了（男性乳房發育症），這時事情就大條嘍！

● 紓解壓力

男性在這個年紀時，跟女性一樣，多半是上有老下有小，他們常是家中的經濟支柱，各方面的壓力都很大。

有壓力並不是問題，但是，如果壓力無法紓解，就會刺激腎上腺，血糖自然就會升高；血糖一高，就形成血糖震盪，血糖一震盪，腎上腺就要受傷，受傷久了，跟腎上腺連結在一起的下視丘／腦垂體就一起被拖下水，至此，內分泌系統就整個亂了。所以我常說，沒有紓解的壓力，跟吃很多糖分一樣，對身體會產生同樣的後果。

我在諮商時遇到最困難的案例，並不是有情緒的人；我最難幫助的人，多數是覺得自己是「沒有情緒」的人。覺得自己沒有情緒的人，就不懂得要使用它來溝通情緒，更不懂得接納他人的情緒，那樣只會導致壓力更大。

男性從小就被教育，有感覺和情緒是很「娘娘腔」的事，這個錯誤的觀念足以摧毀男人的情感世界和健康。男人有情緒，並不娘娘腔；有情緒的男人，才是有人性的男人（紓解壓力的方法參見《守衛你的情緒界線》）。

● 補充鋅

鋅對男性荷爾蒙有很正面的影響[54]。鋅含量最高的食物是蠔、蚵類的食物，所以期盼導正症狀的男性，建議至少一星期吃一兩次這類食物。

我不建議鋅這樣的礦物質以服用保健食品的方式補充，主因是礦物質之間的關係很複雜，常常會補充了一種卻會流失另一種。比如鋅一過量，鐵和銅就會流失。所以這類礦物質我建議食補，因為食物的礦物質伴隨著很多種不同營養，不容易過量。可是，我依舊不建議大家一知道什麼好，就猛吃、天天吃、餐餐吃，食物最好是輪著吃最容易均衡、營養最完整。

我常常看到腸菌失衡、有皮膚問題或過敏症狀的男性，很不喜歡蠔和蚵的味道。人的消化道如果是健康的，腸菌就會平衡，那我們就應該會什麼都喜歡吃，

不會對天然食材偏食或挑食。所以，如果你有這類問題，記得要從消化道調整起（參見 30～32 頁）。

● 吃素男性不要吃過量黃豆類食物

由於黃豆裡有高含量的植物類女性荷爾蒙，如果男性吃多了，就很容易因為男女荷爾蒙比例失調而出現症狀。因此，吃素的男性最好不要光靠黃豆作為植物性蛋白質來源。不要忘記，當初和尚是用黃豆類食物來抑制性欲的，它有這個力量，就是因為它能改變男性荷爾蒙和女性荷爾蒙的比例。

建議任何吃素的人，各種植物性蛋白質應該輪著吃，不要天天只吃同一種，才不容易引發失衡問題（素食食譜參見《吃出天生燒油好體質》）。

19 | 帕金森氏症

　　我通常諮商時，不收自己看過的病，這樣我才能不斷研究、學習新的知識，1 個小時的營養諮商門診背後，都有平均 4 個小時的大量閱讀和研究。而我花最長最久研究時間的就是一名帕金森氏症病人 Dr. Yeong。我剛接觸帕金森氏症時，一直把它當作是一種神經的疾病。所有相關研究都指出，患者的神經傳導素多巴胺出問題，說它製造不足。但是，Dr. Yeong 的檢驗報告上並沒有反映這個現象。他的多巴胺是正常的，不只如此，其實他全部的神經傳導素都是正常的。

　　我那時開始意識到，神經傳導素並不是帕金森氏症的真正病源。如果不是神經傳導素有問題，那是什麼造成神經的問題呢？有一天，我在念萊特醫師（Johnathan Wright）的書，書上提到「女性荷爾蒙能夠影響神經傳導素的運作」，這句話好似當頭棒喝。是的，我們的荷爾蒙其實是跟神經系統緊緊相連的。

　　從右圖可以清楚看出，我們的神經是連著每一個器官腺體（荷爾蒙）的。你會問，那應該是神經指揮器官呀，怎麼會是荷爾蒙影響神經？我們的神經是會指揮器官沒有錯，比如我們緊張的時候，心跳會加速。但是，荷爾蒙其實也可以影響神經，比如我們很餓的時候，脾氣會很壞（情緒是神經系統生產的）。

　　荷爾蒙和神經其實是一個相連、互動的系統，也就是神經走到盡頭時是接著荷爾蒙的；而荷爾蒙走到盡頭時，是連著神經的。所以，即使神經是完好的，但如果荷爾蒙出問題了，我們還是有可能想要做什麼，卻無法叫神經去完成。

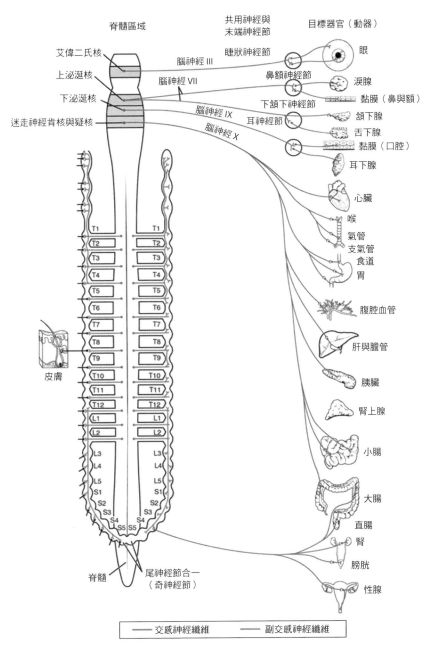

從上圖可以看得出來，神經系統是直接連結著各個器官和腺體的（作者：OpenStax College, 2013）。

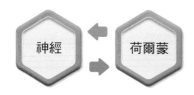

神經系統與荷爾蒙系統是互相影響的。

　　這說明了帕金森氏症很可能並非只是神經疾病，而它很可能是荷爾蒙內分泌失調的疾病。這就是為什麼現在很多帕金森氏症相關研究都是朝這個方向在努力[55] [56] [57]。

　　我的病患 Dr. Yeong 則是在我們開始支援他的荷爾蒙之後，病情大有起色。現在，他已經可以自己翻身、自己從椅子上站起來、自己吃東西、喝水不會嗆到，不需要用吸管，可以自己拿水杯喝水，不再有腳抖的情況了。本來他無法自己排便，現在也解決了這個問題。

如何遠離帕金森氏症？

想知道更多

〔讀者經驗分享〕根治飲食遏止了帕金森氏症和阿茲海默症！請參見：

https://goo.gl/wQe7pH

　　以下是我支援帕金森氏症病患的步驟：

● 根治飲食

　　就像電線一樣，當電力一下太強一下太弱，就很容易壞掉。同樣的道理，神經就是讓我們動作自如的「電線」，當我們的能量一下太多一下太少的時候，神經就容易壞掉。

　　能量＝血糖，所以想要能量平穩，就一定要讓血糖平穩。而最能確保血糖平穩的方式，就是用根治震幅血糖檢測法，找到最適合自己的根治飲食黃金組合。

血糖平穩後除了能量可以平穩外，腎上腺也不會因為持續不斷的血糖震盪而受傷；腎上腺不受傷，內分泌系統中最重要的「下視丘－腦垂體－腎上腺」軸線，就不會失衡；內分泌不失衡，荷爾蒙的生產就會剛剛好。

● 確保消化道生態健康

Dr. Yeong 除了原本喝水會嗆到、無法自己排便外，並沒有什麼其他消化症狀。但是，有一天我發現他寄來的照片中灰趾甲很嚴重，表示腸菌嚴重失衡，於是我為他做了糞便的菌種檢測。檢測結果果然如同我的預測。

於是我開始幫他調整腸菌生態，在調整腸菌生態時，最關鍵的就是要導正胃酸。因為胃酸就是我們消化工廠的廠長，一旦胃酸不足，整個消化道的生態一定會亂，不管吃多少益生菌也沒有用。

為什麼帕金森氏症的治療要那麼重視消化道的健康呢？主要原因有兩個：

1. 有足夠胃酸才能分解吸收礦物質，讓肌肉運作自如。

胃酸夠，才能順利分解和吸收礦物質；如果胃酸不足，就算有吃到礦物質，我們也吸收不到。而肌肉能夠收縮和放鬆，其實都是礦物質在主導的，所以，胃酸是否充足，對任何肌肉相關疾病都很重要。

（如何確保胃酸充足，參見 30 頁。）

2. 排毒管道暢通，荷爾蒙不失衡。

消化包含在「肝－膽－大便」這條重要的排毒管道中，所以如果消化不順暢，排毒一定受阻礙。而荷爾蒙分解之後其中一個重要的排出管道，就是「肝－膽－大便」這條路；如果這條路不通，荷爾蒙用完了出不去，就一定要失衡。

Dr. Yeong 是在根治飲食兩年後，才開始排綠色大便（參見 33 頁），他本來無法自己排便，但當綠色大便一出現後，他就開始天天自己排便，表示「肝－

膽—大便」這條排毒管道暢通了。自此之後，他的腳抖症狀便消失了。這說明了「肝—膽—大便」這條排毒管道能夠大大影響荷爾蒙的平衡，而荷爾蒙的平衡跟神經系統的健康是息息相關的。

● **喝夠水**

許多人神經系統開始運作不佳時，都會有喝水很容易嗆到的情況。身旁的人怕他們嗆到有危險，所以就乾脆少給他們喝水，這其實是錯誤的觀念。神經系統要運作順暢，靠的就是水，這就是為什麼脫水的人會有那麼多神經系統的症狀，例如憂鬱。所以，本來會嗆到的人，因為害怕喝水會嗆到而不敢喝水，接下來反而會嗆得更厲害。

除此之外，不喝水的人，「肝—腎—小便」那條排毒管道就不通，荷爾蒙分解完畢的水溶性部分就出不去了，出不去的荷爾蒙會造成更嚴重的失衡。

所以，如果病人容易嗆到，不應停止給水，而是要教他用吸管慢慢喝水。這樣才能確保身體不脫水，也才能確定「肝—腎—小便」那條排毒管道是暢通的，荷爾蒙用完了才能走得出去。

● **有「金」字邊的礦物質不要長期補充**

鈣、鉀、鎂、鋅、銅、鐵，這些礦物質都有「金」字邊，都屬於重金屬，長期服用很可能導致重金屬中毒。重金屬多半親油脂，最喜歡往油脂多的地方跑。而有油脂集中的地方，就是神經，因為神經就是油包著的（神經上面包著的髓鞘是膽固醇做的，膽固醇是油脂類的），這就是為什麼重金屬中毒時，最大的症狀都是來自於神經系統。

由於 Dr. Yeong 是一個很注重養生的人，所以他原本是那種大量食用精力湯、燕麥片、地瓜的人，而且很愛服用保健食品。他從很年輕時就開始長期服用鈣片，想要預防骨質疏鬆，就因為他有這個習慣，我要他去美國螯合中心做檢

測，檢測結果發現他需要做螯合治療，因為尿裡檢測出很多元素都超標。

● 由專人監督進行螯合治療

除了長期服用礦物質的人很可能需要螯合治療外，使用銀牙粉補牙的人，也很可能會有汞累積的情況，需要螯合治療。要了解自己有沒有重金屬累積的問題，做頭髮檢測最準，因為這些元素會在髮根累積和記錄。

簡單的說，螯合治療就是把重金屬從停放之處拉出來，再排出體外。我會說這個治療必須有專人監督，是因為重金屬從停放之處被拉出來後便進入血液，如果排出不順利，重金屬含量在血液裡升得過高，會導致中毒更嚴重，有可能危及生命。

除此之外，在螯合過程中，很多重要的營養元素都會跟著大量流失，需要隨時注射補充高劑量的營養元素。因此，在進行治療前應該做全面的檢測與評估。在螯合治療當中，也應每一次都做指標性的檢測，用以查驗效果，以及了解需要補充的元素。在了解了需要補充的元素後，必須要足夠劑量的補充，才不會在螯合當中出現重金屬二次中毒的現象。最好也能配合施行臭氧治療。臭氧是保護大地的一層氣體，你可以把它想成高氧，氧氣帶來生命，這樣的高氧對痊癒幫助很大。多數的螯合中心是使用注射式的臭氧治療[58]。

Dr. Yeong 總共做了 33 次螯合治療，其中包含了營養劑治療和臭氧治療，等到他體內的重金屬清到安全範圍後就停止螯合治療了。

● 由專人監督荷爾蒙的支援或補充

在支援荷爾蒙的時候，最好從支援腺體做起，因為腺體就是出產荷爾蒙的地方，如果腺體能重新啟動、恢復產量，荷爾蒙就能回到平衡。

支援腺體最有效的，要屬支援「下視丘─腦垂體─腎上腺」軸線，如果找不到這整條線的保健食品，可以先試支援腎上腺的保健食品（參見「附錄：聰明使

用保健食品的方法」）。

如果已經支援腺體了，神經系統卻還是沒有起色，那就可能要直接補充荷爾蒙。在補充荷爾蒙前，最好先做唾液荷爾蒙檢測。先了解體內荷爾蒙的量，才能謹慎判斷需要補充的到底是什麼，以及需要補充多少、多久？

荷爾蒙只要一點點，作用力就很強，若是外用荷爾蒙，極度容易過量超標，所以絕對不可長期使用。使用之前、之間和之後，都應做檢測以了解現況，這就是為什麼我建議由專人監督荷爾蒙的支援或補充。

● 確保體脂肪充足

研究證實，脂肪不是廢物，它是我們內分泌系統的一員，生產許多重要的荷爾蒙。所以，那種怎麼吃都不長脂肪的人，或者一天到晚想辦法減體脂肪的人，就很容易荷爾蒙失衡。而不長肌肉這個問題，在帕金森氏症患者身上就更嚴重了。因為帕金森氏症患者肌肉運作本來就有問題，現在肌肉合成又出問題，骨骼沒有肌肉支撐就很容易受傷。

常常看到很多人想要長肉長脂時，便多吃水果、米飯、澱粉類的食物，以為多吃一點飯就可以長肉。其實，這是錯誤的觀念。還記得前面提到體重會落在哪裡，完全是胰臟小姐和腎上腺先生角力的結果嗎（參見 59〜61 頁）？如果一個人不長肌肉或不長脂肪，那表示他的腎上腺先生輸了，這時，想要長肉長脂，就應該支援腎上腺先生。而要支援腎上腺先生最有效的方法，就是找到你的根治飲食黃金組合，不再震盪血糖。其次則是紓解生活壓力。最後，你可以補充支援腎上腺的保健食品（參見「附錄：聰明使用保健食品的方法」）。Dr. Yeong 施行根治飲食後，胰臟小姐恢復速度比腎上腺先生要快很多，所以他本來是

想知道更多

帕金森氏症該怎麼吃？請參見：https://goo.gl/a5ng2y

瘦到皮包骨，而後在服用支援腎上腺保健食品後，體重開始增加，他的體重增加後，其他身體機能的恢復也跟著加速。

● 認識如何正確復健

在 Dr. Yeong 很多身體機能恢復後，我發現他做不到某些動作，並不是因為他「不能」，而是因為他太久沒做，「不會」了，我建議他去找復健師。一般帕金森氏症病患的復健動作，主要目的都是延緩病情，也就是反覆練習病人「已經會」的動作。但是，其實 Dr. Yeong 這時的情況，應該是要練習他「不會」的動作才對。對他來說，比較有效的復健教學，是適用於那些中風病患的職能治療。所以，在找復健師時，記得你有不同的選擇，可以找適用於自己的復健課程。

● 懂得放鬆

我發現，神經系統出問題的人，都很容易緊張。Dr. Yeong 也不例外，他是個對自己和他人都很嚴格的人。因為很嚴格，他把什麼都看得很嚴重，也因此，其他人是怎麼看他的，他十分在意。他非常容易緊張，因為他一直不停的在給自己打分數，而他自我設定的標準太高，所以始終認定自己不及格。

我們的壓力是腎上腺先生在處理的，壓力若不能紓解，腎上腺先生就會被累壞；腎上腺一倒，整個內分泌系統就一起被拖垮，荷爾蒙一定亂。

所以患者除了應該要調整身體運作外，還應該要了解自己是如何看待這個世界的。如果你總是看到有「老虎」在追你，應該要學習換個方法去應對那頭在追你的老虎。

想知道更多

Dr. Yeong 的治療過程與恢復情形，請參見：https://goo.gl/RJcc6c

20 | 陰道發炎（陰道乾、陰道癢、陰道有異味）

　　陰道發炎並不會嚴重影響生活機能，卻極度惱人，因為陰道發炎時不但會乾、會癢，還發出魚腥味。陰道發炎也會阻礙性生活，它發癢的時候非常難受，而且常常發生在半夜而影響睡眠。一旦陰道發炎發出陣陣魚腥味，女性穿短裙時，不免擔心別人是不是也聞得到。

　　陰道發炎可分成以下類型：

1. 萎縮性陰道發炎

　　這類陰道發炎多是荷爾蒙失衡引發的，這樣的情況常發生在女性進入更年期的時候，因為那時荷爾蒙有大規模變動，很容易失衡。荷爾蒙是讓陰道溼潤的主因，當荷爾蒙失衡時，陰道就會變得很乾，在進行性行為時最容易感受到。

　　當陰道溼潤時，就一直有液體往外流動，細菌不容易入侵。但是，當陰道裡不夠溼潤，液體就動不了，不動的水容易滋生細菌，細菌一繁殖就容易發炎。一發炎，免疫細胞就開始跟外來細菌抗戰，戰死的細胞和細菌都是蛋白質，它們死了卻沒有足夠液體流動把它們排出去，就留在陰道裡腐敗，接著便發出死屍的味道，這就是陰道發炎產生魚腥味的來源，有點像鼻涕塞在鼻子裡很久沒擤出來的味道[59]。

　　荷爾蒙失衡時，陰道除了因爲不夠溼潤而開始滋生細菌、發炎外，還會因爲變薄而萎縮，使得陰道更容易發炎。

2. 細菌性陰道發炎

　　其實，我們全身都充滿了菌，這些菌跟我們有寄生的關係，它們通常都是無害的。但是，當細菌繁殖過量時，就像蝗蟲繁殖過量一樣，會開始對這個寄生的生態造成嚴重危害。加德納菌、念珠球菌、毛滴蟲（寄生蟲）都住在我們的陰道裡，只要不過量，我們不會有症狀，但是，當這些菌一旦繁殖過量，陰道就會開始發炎。

　　細菌會在陰道裡繁殖過量，有兩大原因：

▶ 飲食不對

　　你一定會想，我吃的東西跟我身體裡的菌有什麼關係？不要忘了，菌跟我們是寄生關係，它會寄生在我們身上，就是要吃我們吃剩的東西。而各種不同的菌，都有不同的主食。所以，當我們的飲食是均衡的──也就是什麼都吃、什麼都不過量，那吃各種東西的菌就都能生長，也就不會過量，生態容易平衡。但是，如果我們的飲食非常偏向某類，比如只吃肉、不吃青菜，或只吃青菜、不吃肉，或吃大量含糖的食物，或喝大量的酒，或只吃蛋白粉、食物種類輪替過少，這時，身體裡菌種的生態就要失衡。菌一失衡，某些菌就會繁殖過量[60][61]。

　　菌失衡會造成搔癢最好的例子，莫過於頭皮屑，因爲頭皮屑就是頭皮菌種失衡的結果。當我們荷爾蒙失衡，頭皮分泌油脂過量時，主食是油脂的秕糠馬拉癬菌因爲食物過剩，所以開始大量繁殖。過量的秕糠馬拉癬菌刺激頭皮，造成紅腫發炎，使得頭皮出屑、發癢。

　　而女性最常見的，就是念珠球菌繁殖過量。念珠球菌主食是糖，這就是爲什麼女性含糖食物吃多了，陰道就開始發癢。

▶ 陰道裡酸鹼不對

女性陰道本來是酸性的，酸性能抑制壞菌的生長。但是，如果飲食組合不對時，陰道酸鹼也會開始不對勁。不過，精子其實是很怕酸的，這就是為什麼護送精子的精液通常都是微鹼的，這樣精子遇上陰道裡的酸，才不會死在半路上游不動。再加上女性年紀增長後，陰道裡酸鹼和菌種本來就有改變，所以這時男性在性交後把精液留在女性的陰道裡，陰道酸鹼環境就可能失衡得更厲害，容易造成細菌滋生[62]。

3. 刺激性、過敏性陰道發炎

這類陰道發炎是受到外來物的刺激而引發的，有可能是洗衣粉（精）、衣物柔軟劑、肥皂、衣物的材質、保險套、衛生棉（條）或其他清潔產品。這些東西都含有化學物質，長期使用可能讓皮膚產生過敏，因而引發發炎，造成炙熱和癢的感覺。

除了化學物質能造成刺激外，男性的精液和女性自己的陰道分泌物，也可能引發陰道過敏反應。如果陰道有發炎，或是抓破，或正在經歷更年期或荷爾蒙失衡的女性，或使用含有類固醇的藥膏，陰道和陰唇牆壁會變薄，當牆壁一薄，原本進不來的東西，現在就可能進得來了，精子和陰道分泌物裡的蛋白質就可能通過薄壁進入血液。血液的免疫大軍並不認得這些蛋白質，就把它當成外來的敵人攻打，這裡就開始發炎。久而久之，免疫大軍就對這些東西開始打造抗體。抗體可以說是為外侵的敵人專門打造的軍隊，它們專門盯這個敵人，所以往後跟這個敵人一接觸，抗體馬上就會有反應、立即開戰。

而抗體不只會在血液裡巡邏，它也會在身體的表面巡邏，所以，往後只要一碰到精液和陰道分泌物就立即發炎。一發炎、一腫大，壁就變得更薄了，就有更多本來不該進入血液的東西進來了。這時，我們就對精液和陰道分泌物過敏得更厲害，性行為後或是開心興奮導致分泌物增加時，就癢得不得了。

如何遠離陰道發炎？

● 根治飲食、食物輪替

我們的腸菌生態平衡，靠的是多元的食物去支援，這就是為什麼根治飲食強調輪替食物。也就是說，不要天天都吃一樣的東西，青菜和肉類最好都隨著季節輪著吃。

如果飲食種類很多元，就不會有哪一種菌長得特別快或特別多，菌就不容易失衡，比較不會有細菌性陰道發炎的問題。

想知道更多

壞菌能被餓死，請參見：
https://goo.gl/q7Yf8g

● 導正消化道環境、補充益生菌

如果消化環境不對，住在腸道裡的菌種一定失衡。陰道裡的菌，也有腸子裡的菌種，因此，腸菌失衡時也能引發陰道的菌種失衡。所以，女性想要陰道健康，一定要先照顧好消化（參見 30～32 頁）。在消化調整好之前，可以補充益生菌或是天然發酵食物，比如泡菜、酸菜、納豆、豆腐乳等，讓體內菌種平衡[63] [64]。

● 性行為後灌水法

如果性行為時，男性沒有戴保險套，精子留在女性體內，會讓女性不舒服，就建議用以下的器具將「白開水」灌入陰道內，把精液沖出來，這樣陰道的酸鹼比較不會受到影響。但是，如果你想要懷孕，切記不要這樣做。同時也要記得，這樣沖不見得能避孕。用白開水而不是用市售陰道清潔產品，是因為市售陰道清潔產品多半含有化學成分和防腐劑，而白開水沒有添加物，並且是中性的，所以只會沖掉精子，不會影響陰道內的酸鹼。記得這類器具最好用煮沸法消毒，不要用酒精，因為酒精不只會殺壞菌，也會殺好菌。

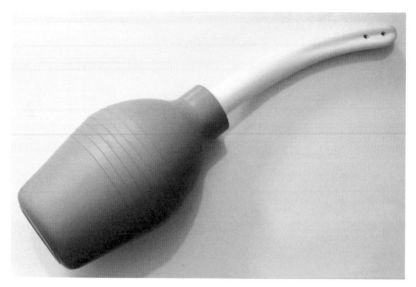

可重複使用的陰道沖洗器（圖片來源：維基百科 https://goo.gl/i8oXi4）。

● 紓解壓力

我們的壓力一大，腎上腺先生就要分泌一種荷爾蒙叫作皮質醇。皮質醇的主要工作就是調整血糖，或是抵抗壓力。當皮質醇的量剛剛好時，我們抗壓力很強，血糖也不會掉得太低。但是，當皮質醇一過高，免疫力就下降[65]，免疫力一下降，我們就很容易發炎。所以，壓力過大也很容易引發陰道發炎。因此，懂得調節壓力是預防陰道炎很重要的一項工作。

● 處理過敏，不再癢癢癢

如果你的陰唇已經對陰道分泌物或精液產生過敏而發癢，為了要保護它不被自己的分泌物或精液碰到，可以把陰唇用清水洗淨後，用紙或毛巾擦乾，接著立即塗抹上一層凡士林。凡士林為油性，能夠幫助隔絕陰唇本來受傷處或正在發炎的地方。記得塗抹時往陰道的方向搽。分泌物或精液不觸碰到這裡的皮膚，就不

會引發免疫反應而發癢了。我們不用椰子油或其他天然的油脂，主因是這些好油從變薄的牆壁進入血液，也可能會引發我們身體對這類好油的過敏。因此，先用凡士林比較保險，這樣往後陰唇不再受傷、不再發炎時，還可以用回天然好油幫助潤滑。也可使用衛生棉條避免分泌物觸碰陰唇。

（不過，一般異位性皮膚炎用這樣的方法無法止癢，因為它的過敏原不是從皮膚外接觸，而是從腸道和體內接觸的。）

● 注意藥物影響

有些止癢的軟膏裡含有類固醇藥物，類固醇藥物能使得皮膚變薄，變薄的皮膚就更容易引發對精液和陰道分泌物的過敏。因此，使用任何藥物前，都應該充分了解藥物成分[66]。

21 | 甲狀腺亢進 / 甲狀腺機能減退

想知道更多

想了解甲狀腺，請參見：
https://goo.gl/jUy1Xh

甲狀腺像展翅的蝴蝶擁抱我們脖子的兩邊，由於它生產的荷爾蒙能夠影響全身細胞，所以甲狀腺好像我們體內的大總管一樣，能夠影響呼吸、心跳、神經、體重、肌肉、月經、體溫、膽固醇指數等等。

當我們飲食組合錯誤，或是壓力突然過大，腎上腺先生就要垮台。腎上腺先生一垮，就把下視丘、腦垂體也拖下水。下視丘、腦垂體一沒頂，甲狀腺也逃不掉。

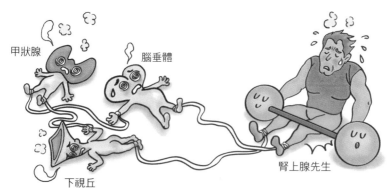

甲狀腺　腦垂體　腎上腺先生　下視丘

腎上腺先生一受傷，下視丘和腦垂體就會受影響，然後就能把相連的甲狀腺一起拖下水。

　　我們做體檢時，甲狀腺指數通常都有 TSH、T3、T4。其實 TSH 是腦垂體製造的，它的工作是告訴甲狀腺要生產多少 T4，T4 再轉成 T3 在身體裡面工作。腦垂體和甲狀腺之間溝通時，是採反饋機制。

　　反饋機制，就跟我們平時溝通時別人給反饋的意思是一樣的。比如小明跟小琪說：「你講話好大聲，害我不能好好唸書。你小聲點好不好！」這是小明給小琪的反饋。小琪接收到這個反饋，就降低音量。

　　而小琪也能回頭給小明反饋，她說：「你以後請求別人時，能不能不要用命令的口氣，可不可以有禮貌一點？」 小明接收到小琪的反饋了，他回答：「對不起，我下次會改進。謝謝你降低音量。」

　　你可以發現，成功的反饋機制，能夠讓關係達到平衡。同樣的，成功的反饋機制，也能讓荷爾蒙達到平衡。腦垂體和甲狀腺的反饋也就是如此，它們互相溝通，也就是你多了我就少一點、你少了我就多一點，以此達到平衡。

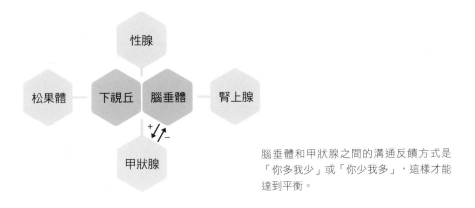

腦垂體和甲狀腺之間的溝通反饋方式是「你多我少」或「你少我多」，這樣才能達到平衡。

　　這就是為什麼 TSH 和 T4 之間的關係，永遠是像翹翹板一樣：TSH 高，T4 就低；TSH 低、T4 就高。

那是什麼造成 TSH 減量呢？TSH 會減量有一個最大的可能，那就是糖皮質激素高升了。

當我們的血糖震盪，血糖重重掉下來時，糖皮質激素就是腎上腺先生用來舉血糖的，所以這時它就要高升，而 TSH 就減量了。當 TSH 減量，T4 就高升了。這時，醫生會說你有甲狀腺亢進。腎上腺先生除了調節血糖外，還負責處理壓力，所以突如其來的壓力，比如突然失去親人、突然工作壓力變大、婚變、正在辦婚禮、辦離婚、打官司等等，也會讓糖皮質激素在短時間內大量上升，導致甲狀腺亢進。

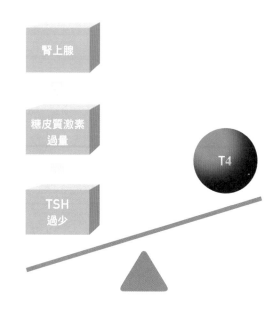

TSH 和 T4 是蹺蹺板的關係，一個多，另一個就少。當腎上腺生產糖皮質激素過量時，TSH 就會過少，這時跟它相對應的 T4 就會高升，形成了甲狀腺亢進。

甲狀腺亢進常見症狀	
● 食量沒變，但體重突然減輕	● 排便規律改變，尤其是次數增加
● 心悸、心律不整，感覺心跳很大力	● 脖子腫大
● 食欲增加或降低	● 疲倦不已、肌肉無力
● 緊張、焦慮、不耐煩	● 無法入睡
● 手或手指不停發抖	● 皮膚變薄
● 月經不規律	● 頭髮變細且容易斷裂
● 對熱很敏感	● 眼睛突出

如果錯誤的飲食組合一直不改善，導致長期的血糖震盪，腎上腺先生最後累癱了，再也生產不出糖皮質激素了，這時，糖皮質激素反而不夠了，TSH 就過量了，TSH 一過量，T4 就過少了，這時醫生就會說你得了甲狀腺機能減退。

由於腎上腺先生不只掌管血糖，它還管壓力，所以當我們生活裡持久的壓力來源，比如跟某一個很親近的人關係總是不好、有人老是嘮叨你、你總是很害怕什麼事、工作壓力天天都很大、老是睡不好等等，這些，都很容易導致甲狀腺機能減退。

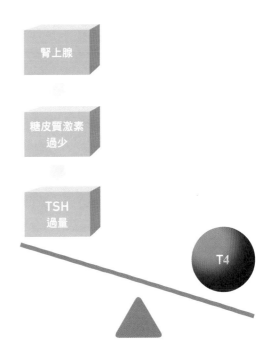

TSH 和 T4 是蹺蹺板的關係，一個多，另一個就少。當腎上腺生產糖皮質激素過少時，TSH 就會過量，這時跟它相對應的 T4 就會過低，形成了甲狀腺機能減退。

甲狀腺機能減退常見症狀	
● 容易疲倦	● 膽固醇升高
● 對冷特別敏感	● 肌肉疼痛、痠痛和僵硬
● 手腳冰冷	● 關節僵硬、疼痛、腫大
● 便祕	● 月經週期或量不正常
● 皮膚乾燥、眼睛乾、嘴巴乾	● 頭髮變薄、變稀；眉毛變稀、變短
● 體重增加	● 心跳變慢
● 臉腫大	● 憂鬱
● 聲音變沙啞	● 健忘
● 肌肉無力	

想知道
更多

有關甲狀腺
亢進與甲狀腺
機能減退，請
參見：https://
goo.gl/uWTFt8

除了飲食、壓力以外，重金屬與礦物質失衡對甲狀腺也會造成直接的影響。因為甲狀腺激素 T3、T4 都是直接用碘這個礦物質來做為原料的，所以，當我們的礦物質一失衡，或是體內的碘含量不足，往往導致甲狀腺難以運作。

此外，當重金屬（尤其是汞）在體內腺體中累積時，累積含量最高處之一往往就是甲狀腺。只要汞含量到達中毒程度，就有可能引發甲狀腺疾病[67] [68]。

其中，要屬銀牙粉與疫苗中的防腐劑對我們影響最大，因為銀牙粉的蒸氣是直接進入體內，而疫苗的防腐劑就是用汞做的，是直接打入體內。

切記，所有的荷爾蒙都不會一直待在原點，荷爾蒙是一直在變動的，所以不要假設你永遠都會是亢進或機能減退，可能這次去測是亢進、下次去測變成機能減退。所以，你的症狀也可能有混合的現象，也就是你有一些甲狀腺亢進，但是你也有一些甲狀腺機能減退的症狀。更不要忘記，當荷爾蒙調整好時，它是會回到平衡點的，那時候，你就脫離這個疾病了。

環境中的汞來源
● 補牙的銀牙粉
● 疫苗中的防腐劑
● 農藥、噴灑蚊蟲的藥
● 某些藥物
● 某些電池

你可能會問，我的甲狀腺指數落在正常範圍，但是為什麼這些症狀我很多都有？這就是我們說的未達最佳標準的狀態。雖然你的指數正常，但不表示你現在的情況是身體的最佳狀態，所以仍然會出現症狀。

如何遠離甲狀腺亢進 / 機能減退？

● 根治飲食

甲狀腺在內分泌系統跟隨著下視丘、腦垂體與腎上腺的腳步；如果下視丘、腦垂體與腎上腺的腳步亂掉，那甲狀腺的腳步必定會跟著亂。因此，用根治震幅血糖檢測法找到自己的根治飲食黃金組合，是很重要的。當你了解了自己的黃金組合，吃東西時就能餐餐適當搭配，如此一來，腎上腺先生就不會受傷，甲狀腺也就能平衡的分泌 T3、T4 了。

● 紓解壓力

現實生活中壓力很可能在無預警的情況下降臨，或者，它總是存在你我身旁。就因為它無所不在，所以，壓力其實是生命的常態。面對這樣的常態，我們卻常常忽視它。

如果你採取的態度是，因為壓力是常態，所以我認了，完全不去處理任它爛，那些壓力就會長長久久的鑽入身體裡影響五臟六腑，甲狀腺就是其中之一。但是，如果你採取的態度是，因為壓力是常態，所以我認了，我一定會常常與它交手，因此更要學習如何解決它。如果我們所持的態度是面對、分析，進而化解、迎擊，壓力便會成為進步的動力，而不會是身心失衡的主因。

想知道更多

很多生活裡的壓力隱而不顯，尤其是與人相處的壓力。這類壓力最好的化解方法就是溝通，因為只有溝通，你才能守衛自己的界線。所以，面對與人相處的壓力時，開口溝通再溝通，就是最好的排毒方法（參見《守衛你的情緒界線》）。

有關甲狀腺與碘之間的關係，請參見：
https://goo.gl/ZAR4WN

● 正確補碘

既然甲狀腺激素的基本原料就是碘，那麼，有甲狀腺症狀的人，補對碘就很重要了。碘含量最豐富的食物，要屬海藻類食物，海帶（芽）、綠藻都算，它們比一般食物的碘含量平均多達 400 倍。

我認為，要補充碘從食物中攝取最安全，因為食物裡的礦物質伴隨著很多種不同的礦物質，可以很全面的一起補充。單純的補充一項礦物質（像碘加進鹽裡那樣），很可能會造成其他礦物質失衡。

> 除了海藻類食物，以下食物的碘含量也很豐富，可以輪替著吃
>
> ● 乳製品（乳製品正確攝取方法參見 164～165 頁）
> ● 蛋
> ● 蔓越莓
> ● 白腰豆（navy bean）
> ● 草莓

健康 TIPS

保養甲狀腺營養椰奶飲

● 1 個馬克杯的椰奶（我喜歡加一點冰塊，熱的也可以）
● 2～3 湯匙的芝麻粉（一定要很新鮮的，切記要冷藏或冷凍，芝麻油怕光怕氧）
● 1 茶匙～1 湯匙的綠藻粉

以上食材用果汁機打勻後便可飲用。椰奶的溫度，會讓這杯飲品有不同風味。如果不加冰塊或不喜歡太濃稠的口感，可以加一點開水。

記得購買椰奶時要細讀原料成分，最好是 100% 的椰奶，沒有其他添加物。如果沒有螺旋藻粉，也可以用海帶粉或其他藻類的粉（錠）代替。

這道飲品完全不用調味就風味十足，它的美味，就是來自於藻類、芝麻與椰奶裡豐富的營養。就因為它很營養又有飽足感，可以做為代餐，亦適合素食者。

除了食物以外，也可以適量補充海藻粉（錠）、綠藻粉（錠）、螺旋藻粉（錠）。

由於現代環境中，我們常吃進讓碘流失的元素，比如麵粉裡的溴，或有些區域自來水裡加的氟，或淨化水的氯，所以，才會有那麼多人有甲狀腺的症狀。因此，補碘應是人人必要的，每個月吃至少三次藻類或海帶（芽），或是熬昆布高湯，都能夠補充到碘。

想知道更多

關於甲狀腺的簡易檢測，請參見：https://goo.gl/uEeAwQ

健康 TIPS

橋本氏甲狀腺炎要不要補碘？

補碘最大的爭議，要屬橋本氏甲狀腺炎到底要不要補碘？

橋本氏甲狀腺炎患者的甲狀腺是在發炎的，因為自體免疫系統會攻擊自身的甲狀腺組織，因此，很多這類病患補碘時，生病的甲狀腺工作量突然加重，就病得更重了。因此，橋本氏甲狀腺炎病患是不應該單獨補碘的。

既然甲狀腺已經在發炎了，那麼先消除發炎因子就是要務，所以橋本氏甲狀腺病患都應該先平穩血糖，不讓酸血造成系統性的發炎。

自然醫學研究者一般對橋本氏甲狀腺炎的共識是：「不能單補碘，要補就要補全面。」碘不是隻身運作的，與它共同運作的還有硒和鎂。所以，我認為橋本氏甲狀腺炎病患就跟一般人一樣，把藻類當作飲食裡輪替的食物即可，不需要特別避免，也不需要特別加量，但是一定要確保血糖先平穩。藻類裡除了碘之外，也有高含量的硒和鎂，非常全面。

此外，記得要在食療時，感受一下這個食物對你的影響，如果它讓你愈吃症狀愈嚴重，那就不要再碰了，如果你發現愈吃狀況愈好，那就繼續。

健康 TIPS

碘不足或有甲狀腺問題的人，也很容易汞含量過高，因為碘本身就是
汞的螯合物質，也就是碘能協助汞排毒。

22 | 乾眼症 / 突眼症

有一種病叫甲狀腺眼疾，常見的症狀如下：

<table>
<tr><td colspan="1">甲狀腺眼疾常出現的症狀</td></tr>
</table>

甲狀腺眼疾常出現的症狀
● 清晨眼後疼痛，尤其是往下看、往上看，或往旁邊看的時候
● 眼白泛紅
● 眼睛很乾
● 眼睛突出，讓別人覺得你在瞪他
● 出現複視，把一個東西看成兩個
● 嚴重時，視力會變模糊，顏色不鮮明
● 有一點怕光
● 眼瞼下充血、紅腫
● 眼球轉動困難

會出現這些症狀，是因為眼球四周在發炎。

你會問，眼睛跟甲狀腺有什麼關係呢？

眼球發炎的地方是血管，就是因為血管發炎後紅腫，才會使得眼睛充血、眼瞼發腫；眼睛後面的血管腫大，把眼球往外推。眼睛上方有淚腺，淚腺一發炎，

就會使得眼睛乾，或不停的流眼淚。

既然是血管發炎問題，我們就看看眼睛、淚腺的血管往哪裡走（這裡用靜脈為例）。

從下圖我們可以看到，如果沿著甲狀腺上靜脈、中靜脈出來，就轉進了頸內靜脈，頸內靜脈再一直往上走，右轉，就進了眼靜脈，眼靜脈就是直接連接淚腺的。所以，如果因飲食組合錯誤導致血糖高升，酸血啃蝕血管而造成發炎，甲狀腺發炎時，這整條相連的血管很可能會連帶著眼睛和淚腺一起發炎[69]。

如何遠離甲狀腺眼疾？

由於甲狀腺眼疾跟甲狀腺健康有關，所以只要按照「如何遠離甲狀腺亢進／機能減退」的方法去做，便能有效改善甲狀腺眼疾（參見 155～157 頁）。

服用保健食品建議中，除了各種海藻類的粉（錠）外（參見 157 頁），有乾眼症時，還應該加上紫花苜蓿粉（錠），同時服用。

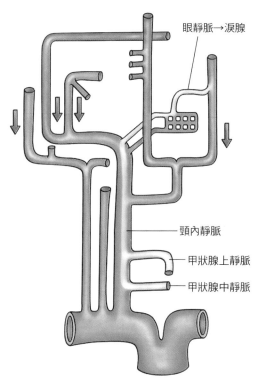

眼靜脈→淚腺

頸內靜脈

甲狀腺上靜脈

甲狀腺中靜脈

頭顱與頸部靜脈的血管示意圖。

23｜骨質疏鬆 / 蛀牙 / 指甲頭髮易斷裂 / 心律不整 / 抽筋

　　當我們的飲食組合錯誤時，血糖會震盪，震盪的血糖會傷害腎上腺先生。當腎上腺先生一垮台，就能透過下視丘、腦垂體連帶把其他的腺體拖垮。而其中一個腺體就是副甲狀腺。副甲狀腺的職責就是掌管我們血液裡的鈣質；鈣太少時，副甲狀腺就把比較多的鈣釋出，當鈣太多時，副甲狀腺就停止釋出鈣。

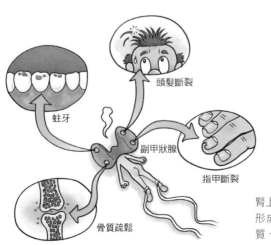

腎上腺先生受傷，能把副甲狀腺拖下水，形成副甲狀腺亢進或機能減退，影響骨質、牙齒、指甲、頭髮、肌肉運作。

當內分泌失衡時，有些腺體會分泌太多荷爾蒙，有些腺體會分泌太少荷爾蒙，這就是腺體的亢進和機能減退。就像有些人是甲狀腺亢進、有些人是甲狀腺機能減退，而副甲狀腺也可能會出現亢進和機能減退的情況，這時，骨質、牙齒、指甲、頭髮裡的鈣會開始流失，形成骨質疏鬆症、牙齒結構問題、指甲／頭髮易斷裂[70]。

一旦骨質疏鬆，任何輕微的碰撞，都可能會造成骨頭的斷裂或退化性關節炎。骨頭斷裂的後果並不只有行動受阻，當病患在骨頭斷裂後必須要休息、不動才能痊癒。當人不動時，不曬太陽導致維他命 D 不足，不活動時消化道也不易蠕動，就容易產生更多其他疾病。當牙齒裡的鈣流失過快時，就等於牙齒的結構受損，便容易蛀牙，而且牙容易搖動，牙齦容易發炎。

由於鈣質除了是骨質、牙齒、指甲、頭髮的重要結構元素外，它還是肌肉運作時最重要的礦物質之一。所以，當副甲狀腺工作不力導致鈣質失衡，肌肉的運作都會出問題。這時，我們就很容易抽筋，比如眼皮跳、腿部抽筋，那是因為肌肉收縮時無法放鬆造成的。而我們全身最大塊的肌肉，就是心臟。所以，當鈣質

想知道
更多

關於骨質疏鬆，請參見：
https://goo.gl/5RGh91

骨質疏鬆真的是缺鈣造成的嗎？請參見：https://goo.gl/abdsed

如何保養牙齒，請參見：
https://goo.gl/ryKFJ5

蛀牙能自然痊癒嗎？請參見：https://goo.gl/qu6Be8

失衡時，心臟跳動就會不穩，一下太快一下太慢，導致心律不整。我常見病患抽筋的部位會從身體的周邊外圍漸漸開始往心臟走，比如一開始是腳容易抽筋、眼皮跳動，後來移到小腿肚，然後變成背部、肚子。這種情況一定要正視，因為當心臟抽筋——只能收縮不能放鬆時——那就是心臟病發作，會有生命危險。

想知道更多

關於抽筋的原因，請參見：https://goo.gl/ACFk4k

如何遠離骨質疏鬆 / 心律不整？

● 根治飲食

我以前在學校當諮商師時，常常能預言哪一個小孩寒假去滑雪回來後會骨折。我預測的方式就是看他們平常吃什麼。那些早餐光吃高糖食物像是麥片、精力湯、高糖飲料、水果、麵包等，骨折機率比那些有搭配蛋、肉的小孩要高很多。當飲食裡糖分過高，飲食組合錯誤時，血糖就會震盪，震盪的血糖會傷害腎上腺先生，腎上腺先生一倒，副甲狀腺也會連帶出問題，鈣質必定要失衡，這時骨頭、牙齒、指甲、頭髮隨便一碰就斷。

所以，想要好好保護骨頭、牙齒、指甲、頭髮，就應該確實以根治震幅血糖檢測法去找到屬於自己的根治飲食黃金組合，平穩血糖，確保內分泌平衡。

● 多在戶外活動

當我們缺乏陽光照射時，就會缺乏維他命 D。維他命 D 過低時，吃再多的鈣都吸收不到。所以，足夠的日照，不過度使用防曬油，對骨質、牙齒、指甲、頭髮的健康來說，是很重要的。這就是為什麼我一直強調，運動最好在戶外做，這樣才可以接觸陽光。如果怕曬的話，可以在樹蔭底下接觸陽光，因為樹蔭下的陽光依舊能啟動皮下膽固醇轉成維他命 D。

要特別提醒的是，當副甲狀腺出問題時，就算有足量的維他命 D 也沒用，因為把維他命 D 轉成活性維他命靠的還是副甲狀腺素。所以，如果吃太多含糖食物造成副甲狀腺失衡，不管吞再多的維他命 D 和鈣片，對骨質的維護仍然沒有幫助。

● 攝取適量的油脂和膽固醇

我常見很多人拚命吞鈣片，卻不敢吃油，結果依舊是骨質疏鬆，為什麼會這樣呢？主因是如果你的油脂攝取不足，皮下組織膽固醇的合成也就不力，這時不管照多少陽光，都無法轉成維他命 D，沒有維他命 D，鈣吃得再多也無法吸收。因此，在飲食裡攝取適量的油脂和膽固醇，對於鈣質的吸收是很關鍵的。

● 從飲食中取得鈣質

英國是全世界最早進入工業革命的國家，原本在農地和園野工作的人們，開始長期待在工廠裡，接觸日照的時間大大減少。除此之外，英國嚴重的空氣汙染阻擋了陽光照射，所以在 20 世紀中期發生佝僂病大流行。佝僂病的外顯症狀有手腳關節變形、腿呈弓形或膝內翻，雞胸症或漏斗胸，前額突出，駝背或骨盆變形。之後扭轉這個疾病的就是牛奶裡豐富的鈣質。

但是，20 世紀中期大家喝的牛奶都是未加工的全脂牛奶，沒有過度消毒，牛奶的脂肪也沒有被去除。今天很多人喝的牛奶是低脂牛奶，而維他命 D 是親油脂的，所以當牛奶裡的油脂被去除，不足量的維他命 D 就不能幫助牛奶裡的鈣質被人體吸收。這就是為什麼美國規定低脂牛奶一定要外加維他命 D。

所以，如果想要從乳製品中攝取鈣質，最好選擇全脂乳製品。所有用牛奶做成的食品都有豐富的鈣質，如起司、優格等。

我特別要提醒，由於中國人在演化過程中接觸牛奶的機會很少，所以我們體內多半沒有分解乳糖和乳蛋白的酵素，這就是為什麼中國人吃乳製品常會脹氣、

放臭屁或拉肚子，這就是乳糖不耐症。有乳糖不耐症的人，在吃乳製品時，最好先補充這類消化酵素，否則不但鈣質吸收不了，還會把消化搞壞（參見「附錄：聰明使用保健食品的方法」）。

● 攝取適量的蛋白質

如果蛋白質攝取不足，胃酸就不夠，胃酸不夠，礦物質很難分解吸收，而指甲、頭髮、骨頭要健康最重要的元素，就是鈣。胃酸不夠，吃到再多的鈣也是枉然。因此年紀愈大的人，愈要注意適量攝取蛋白質（參見 25 頁）。

健康 TIPS

如果很喜歡喝奶，但又會消化不良，可以自製無乳糖奶。

無乳糖奶食譜

1. 1000 ml 左右的牛奶，只需要配上 1 粒乳糖酵素膠囊。
2. 把牛奶用微波爐加熱到熱水澡的溫度。
3. 把 1 粒乳糖酵素膠囊打開，放進牛奶中攪拌一下。
4. 把牛奶蓋好搖一搖，放回冰箱。
5. 等待 24 小時後，就有無乳糖奶可以享用啦！

那你會問，中國人那麼久以來都沒有牛奶，那我們的骨質是怎麼保養的？是豆漿嗎？

不是，因為一杯豆漿只有 61 mg 的鈣，而一杯牛奶卻有 300 mg 的鈣。

中國人千年來保骨的最佳利器，其實是骨頭湯，這就是「吃什麼補什麼」的

道理。所以，大家都說沙丁魚和鮭魚含有高鈣，其實是有把魚骨頭算在裡面。正確烹調的骨頭湯，有非常全面的礦物質。動物骨頭裡並不只有鈣，還有很多其他的礦物質，人體很容易吸收和使用（正確烹調骨頭湯的方法參見《28 天超便利根治飲食法》）。

● 確保排毒管道暢通

只要是跟荷爾蒙（內分泌系統）相關的東西，就一定要考慮排毒管道堵塞的問題。排毒管道一不通，荷爾蒙分解排出就有問題，但新的荷爾蒙還是不停的製造，一下子，體內荷爾蒙的量就失衡了。所以，如果有荷爾蒙相關問題，一定要問自己，有沒有可能吃了喝了什麼造成肝膽腎堵塞，比如做菜用油不對、酒喝太多、不喝水不尿尿、脫水飲料喝太多。或者常常便祕、小便很黃，這些都可能是肝膽腎堵塞警訊（參見 43～48 頁）。如果這些問題都已導正，可以服用支援肝膽腎的保健食品。

想知道更多

骨質疏鬆藥的危害，請參見：https://goo.gl/B9UL7y

● 補鈣不慎恐流失其他礦物質

骨質疏鬆，是因為骨頭裡缺鈣。你會想，那就補鈣好啦！但是沒那麼簡單。你現在也知道了，單有鈣，沒有胃酸、維他命 D 和副甲狀腺素，鈣也不會被吸收。不只如此，由於礦物質之間有敵對和友善關係，所以有些礦物質多了，跟它友善的礦物質會跟著多，但是，跟它敵對的礦物質反而會流失。鈣和鎂是敵對關係，所以，鈣補多了鎂就容易流失。鈣是促成肌肉收縮的礦物質，而鎂是讓它放鬆的，所以我常看到病患補鈣卻補出抽筋問題[71]。

24｜腎結石／膽結石

結石，跟鈣有最大的關聯。在我們身體裡鈣跟什麼最有關係呢？對啦，你猜對了，鈣跟副甲狀腺關係最大。副甲狀腺一失衡，血液裡的鈣含量就可能開始上升，鈣一多，就有比較大的機會卡住和結石。這時候，膽結石、腎結石就層出不窮。如果你不根治副甲狀腺的失衡問題，不管結石是否已經排出，仍會出現新的結石[72][73]。

如果有膽結石，由於膽汁流動釋出可能受到阻礙，所以製造膽汁的肝臟就很可能會堵塞。肝膽一堵塞，整條「肝—膽—大便」的排毒管道就不通了。這條重要排毒管道不通，荷爾蒙的分解排出也就不順利，這時，荷爾蒙就失衡了。所以，只是小小的膽結石，便可能造成身體內部運作大亂。

膽結石時會有很多症狀，要不就是膽發炎引起的，要不就是它發炎腫大壓到神經所以產生疼痛，再不然就是因為膽紅素排不出去，造成了皮膚和眼白泛黃。除此之外，由於膽是屬於消化大工廠的成員，所以，當我們膽結石時，也可能會出現消化症狀。因此，如果你已經調整飲食了（參見 30〜32 頁），但是依舊會餐間餐後不停打嗝，

想知道更多

膽結石大解密，請參見：
https://goo.gl/QjpmHJ

小小結石，痛得讓人嚇破膽，請參見：
https://goo.gl/gbV6yY

或是飯後脹氣、消化不良，尤其是肥肉吃多了以後更不舒服，那你應該要到醫院徹底檢查膽的健康情況。

想知道
更多

幫助鈣化膽結石溶解，請參見：https://goo.gl/g3cd3P

膽結石常見症狀	
● 高燒	● 眼白泛黃
● 嘔吐	● 胸肋骨下方疼痛
● 右肩疼痛（也就是靠近膽的位置）	● 上腹疼痛
	● 易暈車、暈船
● 肩胛骨下方疼痛	● 消化不良、打嗝、脹氣
● 皮膚泛黃	

　　有腎結石並不一定會有症狀。通常，會有症狀都是因為它在腎臟內開始移動，或它正在往外排腎結石的時候，那時你可能會疼痛、尿血，或者尿液特別濁而臭、發燒發冷、尿不出來，你也可能會頻尿或想吐。腎結石是有可能會損害腎功能的。

如何遠離膽結石 / 腎結石？

　　由於膽結石、腎結石與副甲狀腺失衡有關，以下幾點請參見骨質疏鬆 / 蛀牙 / 指甲頭髮易斷裂 / 心律不整 / 抽筋的預防改善方式（參見 163～166 頁）。

- **根治飲食**
- **多在戶外活動**
- **確保排毒管道暢通**

● 補鈣不慎恐流失其他礦物質

● 避免脫水

我們都知道有沖刷之處不容易囤積，不囤積，就不易結晶、結石，但是，沖刷需要的就是水。如果我們水喝得不夠多，血量就不足，血量一不足就像水量不足一樣，很容易導致滯留。

所以，要避免結石，一定要避免脫水（避免脫水的方法參見 19 頁）。另外，若是姿勢不良或飲食失衡造成骨架歪掉或移位（參見 212 頁），或是年紀大了、活動不足，造成血液循環不良，也會有同樣的情況。

● 紓解壓力

通常我看到病患的結石公式都是：

生活壓力大→亂吃→用香菸、咖啡、酒精抗壓與鎮定神經→眼睛突出→出現結石

因為生活壓力大，所以沒時間照顧自己的飲食，血糖常常震盪，腎上腺先生受傷。又壓力大就忙，連吃東西都亂抓，就更沒時間溝通疏解關係裡的衝突，或是用溝通解決工作上的壓力，於是就大量使用香菸、咖啡、酒精來放鬆自己。這樣一來，不只血糖震盪頻繁，也造成脫水。久而久之，甲狀腺和副甲狀腺都一起被拖下水，眼睛就突出來了。因為副甲狀腺快陣亡了，所以在差不多同一時刻，就開始有結石的症狀了。

這一切的根源，都來自於生活壓力。生活壓力不可能因為逃避而減少，如果你逃避它，它只可能帶給你更多的危機和災難。如果你有生活壓力，一定要面對，或者想辦法解決，而不只是一味的逃避。

請注意，即使你吃得很均衡，沒有震盪血糖，但如果有突如其來的壓力（工作壓力、結婚或離婚、當新手爸媽、搬家、與新家人相處、失去親人或愛人、跟親近的人吵架冷戰等等），也很可能造成副甲狀腺失衡。

● 注意藥物影響——荷爾蒙治療

研究發現，過量的女性荷爾蒙會造成膽汁的變化，容易形成結石[74]。

所以，有在做荷爾蒙代替療法，或者吃避孕藥，或者使用任何天然女性荷爾蒙的人，只要過量，就有可能會形成膽或腎結石。

因此，荷爾蒙的使用一定要當心，在使用之前、之間和之後都一定要檢測唾液荷爾蒙，以控制劑量與使用時間長短。同時在使用荷爾蒙時，也一定要確保肝膽腎排毒管道是暢通的[75] [76] [77] [78]。

想知道
更多

喝蘋果汁可
以排膽結石？
請參見：
https://goo.gl/
HFHx6u

〔讀者經驗
分享〕排膽結
石經驗，請參
見：https://
goo.gl/HrPc8r

● 切除膽囊前三思而後行

我們會動手術把膽移除並不是因為我們不需要膽，而是因為沒有膽不會有生命危險。所以，把膽拿出來，就像把眼睛挖出來一樣，因為沒有了眼睛，我們也不會有生命危險。但是，沒有了眼睛，生命就一定有改變，就像沒有了膽，身體一定會有改變一樣。我們把眼睛挖出來之前一定會三思而後行，所以在拿膽之前，也應該多考慮一下。

其實，膽拿出來之後，大部分的人都會經歷膽囊切除術後綜合症，可能經歷的症狀很多元。沒有膽囊的人多數會有消化問題，比如拉肚子、便祕、消化不良、大便浮起來、腸菌失衡。由於膽汁是分解油脂的最大功臣，當膽汁無法由膽囊收集，我們吃進去的油脂多數都無法分解，沒分解完的油最後就耗掉，而不能變成身體所需的營養。由於油耗掉了，身體只想排出不能吸收，所以，我們就會缺油，這時，人的皮膚、頭髮就會很乾燥，而親油性的維他命A、D、E、K也會跟著匱乏。

從右圖的紅圈，我們可以看到，膽管和胰管共用同一

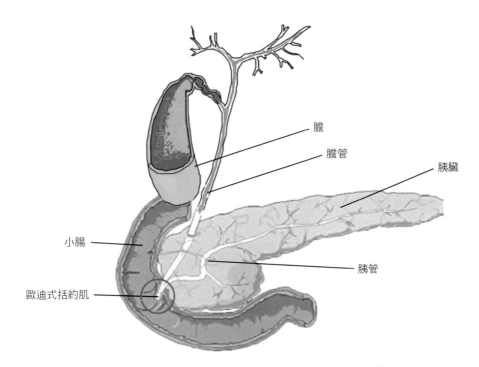

歐迪式括約肌、膽管、胰管與膽的位置（作者：Drriad, 2007）。

根管子把膽汁和胰液送進小腸裡。當膽被拿掉之後，就可能出現兩個問題。第一個是膽汁無法由膽囊儲存，一直不停的滴進小腸裡，造成整個腸道菌種環境的改變，這是爲什麼膽拿掉的人得大腸癌的機率大增[79] [80]。

　　第二個問題是，膽汁無法由膽囊儲存，便能從膽與胰共用的管子回流而刺激胰臟，這就是爲什麼膽拿掉的人得胰臟癌的機率也大增[81]。

　　切除膽囊手術過程中，很可能會傷到其他組織，而出現膽囊管殘留，或是術後沾黏問題，最嚴重的要屬歐迪式括約肌受傷。從圖中我們可以看到歐迪式括約肌就是膽管、胰管要入小腸的門，如果手術時這個括約肌被傷到，就無法調節膽汁或胰液的流出，倒流時就會造成疼痛。

健康 TIPS

切除膽囊後的飲食注意事項

● 少吃多餐

由於沒有了膽，表示肝臟、胰臟都會同時受影響，如果一下子吃多了，就會很容易不舒服。但是，沒有膽的人不吃時也會不舒服，因為膽汁一直滴，會造成拉肚子或腸子不舒服。所以沒有膽的人最好是全天少吃多餐。

● 食物咬久一點

由於膽屬於消化工廠的一員，如果它拿掉了，就等於消化工廠少了一員，這時，其他成員就必須要負擔起更多責任了。其中一個能讓大家負擔都少一點的成員，就是牙齒。如果沒有膽的人吃東西時能夠多咀嚼一會，接下來的整個消化道都會輕鬆很多，所以，沒有膽的人應該花更多時間確實咬碎食物再吞下。

● 補充膽鹽

由於沒有膽的人很難有效分解油脂，所以建議吃飯時補充膽鹽（bile salt / bile acid）。如果這一餐油脂比較多，就多服用幾粒，如果油脂比較少，就少服用幾粒。膽鹽補充是否足量，最好的判斷方法，就是看拉肚子的症狀是否消失，或者大便是否不再浮在水面上（參見「附錄：聰明使用保健食品的方法」）。

25｜憂鬱

　　年紀大的人憂鬱的比例極高，但卻很少人確診。其實，目前憂鬱的診斷方法，多是用清單式的症狀來判斷的。比如，這些症狀，如果 10 項裡你有 8 項，那你就是憂鬱症。心理疾病很少使用生化檢測的指標來評判。

憂鬱症常見症狀	
● 持續感到悲傷、焦慮或空虛 ● 感到沒希望、悲觀 ● 煩躁、不耐煩 ● 感到罪惡、沒價值、無助 ● 對原本喜愛的活動失去興趣，或無法享受 ● 疲倦或精神不好 ● 活動和講話速度都慢下來 ● 情緒很浮躁，無法好好坐著	● 很難專心、想不起事情，或難以做決定 ● 難以入睡、或很早就醒了無法再入睡，或無法起床 ● 食欲或體重改變 ● 有自殺念頭或試圖自殺 ● 疼痛、頭痛、抽筋、消化問題，即使進行治療也沒有改善

如果以上某些症狀你每天都有，或已持續兩星期以上，那你可能有憂鬱症[82]。

　　我們常以為心情不好的人是因為他們不懂得正向思考或看不開。其實，心情不好這樣的情緒，並不是我們想像出來的，而是身體製造出來的。所以，心理疾

病其實是緊緊的跟身體環境相扣著的。因此，如果我們不先處理好身體的問題，不可能解決憂鬱的問題。

常見的老年憂鬱根源

1. 消化問題

我們的情緒是神經系統在掌管的，而神經系統的運作，不能只靠空氣，而是靠眞眞實實的營養。比如，爲神經傳遞訊息的神經傳導素就是蛋白質做的。我常見到的情況是，老人家年紀增長後，牙齒不好、消化有困難了，或是大家都說要吃得清淡一點，就開始少吃肉。肉吃得少，胃酸廠長就罷工了（參見 25～30 頁），它一罷工，吃進去的肉就無法分解，根本不能吸收，神經就拿不到重要的營養，沒有了神經傳導素，就開始出現神經的症狀了。

2. 血糖震盪

接著，年長的人肉吃少了以後，發現菜的纖維也咬不斷，就改吃纖維比較少或比較軟的根莖類蔬菜，或吃大量水果。根莖類蔬菜和水果裡的糖分很高，再加上吃菜不能飽，所以就拚命補充大家都覺得很健康的五穀雜糧。五穀雜糧裡除了有少數礦物質和蛋白質外，大部分都是糖。這樣的飲食組合就是餐餐都震盪血糖。剛吃完飯血糖上升時精神很好，當血糖重重掉下來時，就開始冒汗手抖、眼冒金星、頭暈不止。但是，大部分人都不會想到：「我是不是吃錯了才會有這些症狀？」去看醫生拿了藥，回到家仍然繼續這樣吃，最後血糖震盪久了，腎上腺先生被操壞，就拖垮下視丘、腦垂體，最後整個內分泌系統一起沉淪。

內分泌部門是生產荷爾蒙的地方，身體裡面的荷爾蒙有滿多也在神經部門兼差，這就是爲什麼荷爾蒙只要一點點不對，我們整個看世界的觀點都能夠大大的轉變。

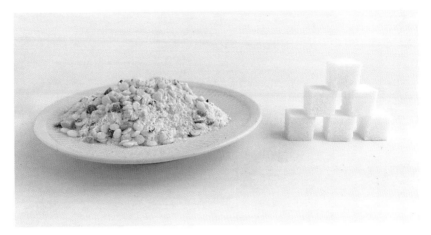

1 包市售 35 公克的五穀雜糧沖泡飲品，沒有外加糖，天然澱粉的糖分相當於 6 粒方糖（作者提供）。

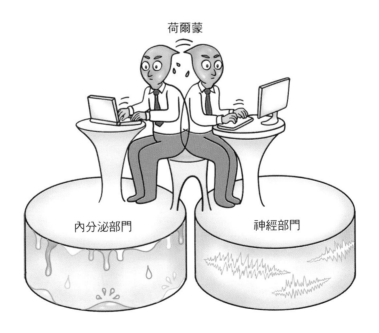

我們的內分泌部門和神經部門是緊緊相連的，所以荷爾蒙只要失衡，神經系統也會出現症狀。

如何吃出好心情，請參見：https://goo.gl/ufT69t

所以，老人會「老頑固」、「老番顛」，很多情況都不是因為他們的個性本來就如此。很多老人是因為吃錯了導致荷爾蒙失衡，造成個性改變。

3. 睡眠品質不佳

戰俘最常被行刑的方式，就是剝奪睡眠，為什麼剝奪睡眠是個刑罰呢？因為睡不夠、睡不好的人，久而久之就會失去堅強的意志。沒有堅強的意志，就沒有生存的動力，人就一定要憂鬱。一般老人睡眠品質不佳的根源，多是荷爾蒙失衡造成的（參見 181～185 頁）。但是，有些則是泌尿系統的疾病，比如夜裡頻尿，或老是覺得想尿卻尿不出來等。所以，找到影響睡眠品質問題的根源，是很重要的。

4. 不做戶外活動

有「抗憂鬱神經傳導素」之稱的血清素的量，是按照日照強度在分泌的。所以，如果上了年紀的人害怕曬太陽而足不出戶，或一出門就打傘，不然就是把全身包得滿滿的，那就接觸不到陽光。

日照不足，血清素一定不足，血清素一不足，人就容易悲觀、憂鬱。所以，建議上了年紀的人，每天都做一點戶外活動，曬一點太陽。

5. 不接納自己、被動式溝通習慣

中國式教育從小就教大家，情緒是可怕的，除了快樂以外的情緒，最好一律壓抑消除。這就是為什麼當別人冒犯我們、惹我們、踩我們的界線讓我們有情緒時，我們都不聽情緒帶來的警訊，而不斷的壓抑它。

這種人跟別人相處時，有情緒卻選擇不說，稱作被動式溝通。被動式溝通的

人，就是「我不講，我希望它趕快過去」。

問題就出在，你的心理界線看不見也沒味道，如果人家越了你的界你卻不講，那下次別人還是會因為不知道界線在那裡而踩進來，這個問題並不會過去，只會不停的反覆發生。等壓抑久了，那個「被動」，就會演變成「我什麼事都無力控制解決」的感受，當那個感受一席捲而來，憂鬱就很難避免（參閱《守衛你的情緒界線》）。

6. 生命失去意義

除了以上生理和溝通因素外，人會憂鬱、失去生活的動力，也來自於他對生命的期盼有了改變。

大部分的人，前半生都積極的設立自我目標，在工作上、情感上，都有很明確想要前進的方向。但是，過了 50 歲的人，小孩多已長大，工作也很穩定，那個遠處的目標突然已經在自己身後了，一下子失去了前進的方向。做菜不知為了誰做，賺錢不知為了誰賺，每天都不知為了誰而起床。生命失去意義，人生失去方向，生活失去情趣。吃飯隨便吃，工作也沒有想要精進的動力，明明就有錢可以出去走走，卻提不起興致。這種感受，就是生命失去意義時，人必定會有的憂鬱。

如何遠離憂鬱？

● 顧好消化

我所見到的老年憂鬱症案例，絕大多數都是始自於消化問題。

我們的胃酸是隨著年齡增長而下降的。當胃酸廠長不能有效工作時，整個消化工廠就無法好好的分解食物；沒

想知道更多

有關創傷症候群的療癒方式，請參見：
https://goo.
gl/3RY9em

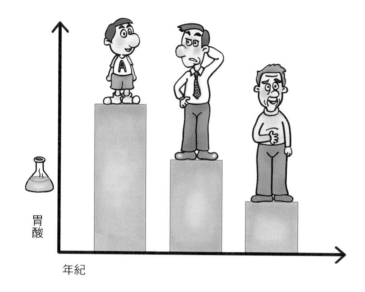

胃酸

年紀

當我們年紀愈大，胃酸就愈少，消化就愈吃力，就愈得不到身體所需要的營養。

有分解完全的食物不是營養，它是毒，久而久之，人不但沒有得到自己需要的營養，還可能被毒害。沒有足夠的營養，神經部門的運作就會困難重重，所以，有憂鬱症狀的人，一定要先照顧好自己的消化（參見 30～32 頁）。

● 根治飲食

很多老人家改變原本的飲食組合，並不是因為他們不喜歡吃那個東西，是因為他們咬不動，或無法消化。然後變得這個不吃、那個也不吃，飲食就變得偏激不均衡，導致牙齒搖得更厲害、消化變得更弱，進入了惡性循環。

如果有這樣的狀況，應該要採取的行動不是改變適合自己的飲食組合，而是要去處理那些導致無法咀嚼或消化的問題。比如，如果牙套不合，那就要趕快請醫生做修正和調整，或是找適合的產品能夠讓牙套再度合口。比如，消化不好，那就補充支援消化的保健食品來協助消化。而不是把本來很均衡的飲食組合改掉，愈改情況愈糟。

記得，只有荷爾蒙平衡，神經部門才可能平衡，而荷爾蒙要平衡，第一要件就是血糖平衡。所以，用根治震幅血糖檢測法去測餐後血糖，這樣才可能找到自己的根治飲食黃金組合，確保餐餐血糖平穩，不震盪血糖。

〔讀者經驗分享〕不吃小麥澱粉，憂鬱症不藥而癒。請參見：https://goo.gl/3WpVEv

● 接納自己的情緒、肯定式溝通

我們不接納自己的情緒，就沒有辦法有效使用自己的情緒。情緒的英文是「emotion」，「motion」是動作的意思，情緒的本意只是要警告你，你的環境裡有什麼事不對，應該「動起來」去改變環境。所以，情緒來的時候，首先靜心思考它要告訴你什麼，以及可以做什麼去改變自己的環境。

我們很多人會選擇被動式溝通，主要的原因是，溝通在我們的記憶裡都很可怕。我們從小見到的溝通，都是充滿了暴力、眼淚和吼叫。其實，那並不是情緒的錯，也不是溝通的錯，那是錯誤的情緒表達方式。

沒有人說，生氣的人一定要吼叫，生氣的人也可以好好的說明自己生氣的原因，把他人下次該怎麼做講清楚，這種溝通方式，叫作肯定式溝通。肯定式溝通如果做得好，不但不會造成關係的緊張，通常還會帶來關係的連結和緊密。肯定式溝通做得好，讓你有情緒的環境就會改善，下次，那個情緒就不會再次出現了，你也不會感覺無法掌控自己的生活，憂鬱自然就遠離了。

● 找回生命的意義

如果你憂鬱的根本原因是因為生命失去意義，那你就該把它的意義找回來。生命要再次有意義，就需要新的目標。

比如，你想跟自己的伴侶有更親密的關係，那你要怎麼做，才能達到這個目

〔讀者經驗分享〕相信自己的身體，情緒變好了。請參見：https://goo.gl/c2FNdD

標？比如，你一直想學習一樣新的技能，那你要怎麼做，才能達到這個目標？如果，你自己沒有目標，那你可以為其他人找目標，協助他人完成夢想，比如去哪個組織做義工等等。

● 補充聖約翰草（金絲桃）

在德國，最多人用來抗憂鬱的東西並不是西藥，而是聖約翰草[83]（St. John's Wort）。

這個草藥被各國拿來抗憂鬱已經幾個世紀了，如果你有憂鬱的症狀，可以服用聖約翰草的保健食品。

26｜睡眠問題／
呼吸中止症

　　睡眠是何等重要的一件事！人睡不好，排毒不利、精神不濟、修復不行，可以說，人只要睡不著、睡不好、睡不夠，那真是萬事不靈。睡眠，最常於三個環節裡出問題，一個是血糖不穩，一個是腎上腺先生累垮了，一個是呼吸中止。

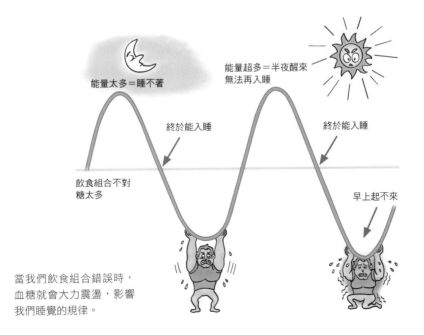

能量太多＝睡不著

能量超多＝半夜醒來
無法再入睡

終於能入睡

終於能入睡

飲食組合不對
糖太多

早上起不來

當我們飲食組合錯誤時，
血糖就會大力震盪，影響
我們睡覺的規律。

如果你餐餐都不均衡，飲食組合裡充滿了糖分，又吃不足油脂和蛋白質，那你吃完晚飯後，血糖就要高升好一段時間。血糖＝能量，當我們血糖太高時，就是能量過量。當我們年輕時，在能量充足時，是精神特好、興奮無比，但是當我們年紀大、責任多時，能量過量，我們就會東想西想，很難入睡。

後來，血糖慢慢掉下來一點，終於能入睡了。但是，因為之前血糖升得太高，所以現在還會持續降低，一直掉到血糖的谷底，這時，腎上腺先生就被叫起來，猛力的把血糖給提起來。因為血糖＝能量，所以，當血糖升到某個程度後，我們就自然醒過來，但因為那時能量太多，所以醒了之後就又東想西想，無法再睡著。最後在深夜折騰了半天，血糖終於又往下掉了，這時我們才能睡得著。

在天破曉時，我們的腎上腺先生應該在感光後，開始舉起血糖，血糖被順利舉起後，我們自然會清醒，而且精神很好，因為能量很夠。但是，如果腎上腺先生夜裡已經被叫起來工作了，這時，他就會很累，而舉不起血糖。沒有血糖就沒有能量，這個人就起不來。至此，這個人的整個生理時鐘就被打亂。

這樣血糖震盪久了，腎上腺先生就不是只有一天累了，而是天天都累。當腎上腺先生累翻垮台時，他就會把腦垂體、下視丘和松果體這整條內分泌部門全都拖垮。

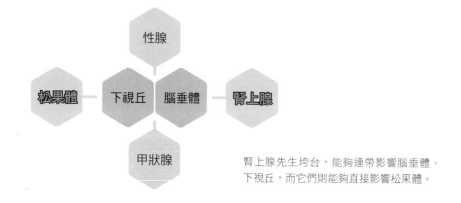

腎上腺先生垮台，能夠連帶影響腦垂體、下視丘，而它們則能夠直接影響松果體。

　　松果體，就是那個能讓我們入睡的褪黑激素最大宗的生產地，而褪黑激素就是能讓我們入睡的神經傳導素。如果松果體被拖下水，褪黑激素的製造就要失衡，我們就會發生睡眠問題。

　　最後一個非常容易影響睡眠的，就是打呼。打呼不但會影響他人睡覺，它所產生的振動和頻率也能把自己吵醒。最嚴重影響睡眠的，要屬呼吸中止症。有些人一打呼，就開始閉氣了，沒有呼吸。身體不呼吸，就沒有氧氣，最後只好把這個人叫醒，讓他能夠換個姿勢，開始呼吸，取得氧氣。人這樣反覆的被叫醒，睡眠品質一定差。

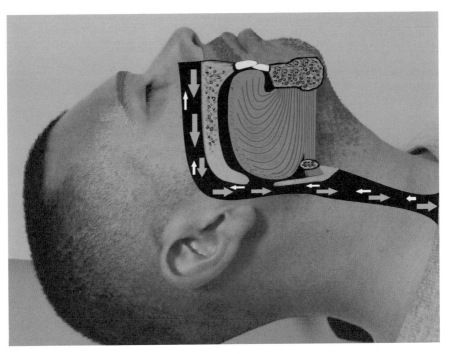

睡覺時正常的呼吸道（作者：Drcamachoent, 2015）。

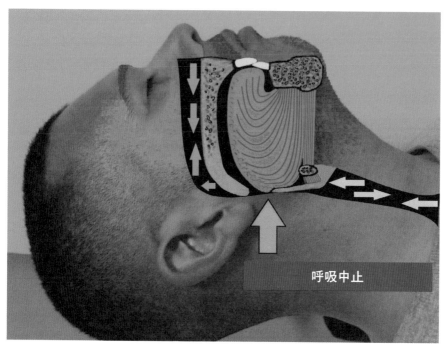

呼吸中止症患者睡覺時呼吸道受阻，無法呼吸（作者：Drcamachoent, 2015）。

想知道
更多

關於 DNA 牙
齒矯正法改善
打呼問題，請
參見：https://
goo.gl/MRh3U1

現在相關研究普遍認為，呼吸中止症源自於持久的血管發炎。當我們血管發炎時，組織就會腫大，到後來就會像上圖那樣，上呼吸道組織因為腫大而鬆垮，睡覺時不能保持在原來的位置上，所以躺著呼吸時，就會把呼吸道塞住[84]。

你會問，我們的血管好端端的，為什麼會發炎呢？

還記得前面提到的，飲食組合錯誤，導致血糖升高、血變酸、酸血腐蝕血管壁嗎？當血管壁被啃蝕的時候就會發炎，然後腫大。這是為什麼很多人只要含糖食物吃多了，打呼聲就會大很多。那是因為糖一吃多了，

血管就會發炎。

　　除了血管發炎外，酒精因為能夠麻痺肌肉、阻塞上呼吸道組織，所以很多人酒一喝多就容易打呼，影響睡眠。

想知道
更多

使用DNA 矯正法能不能治好打鼾？請參見：https://goo.gl/zZjiHd

如何遠離睡眠問題 / 呼吸中止症？

● 養成規律的睡眠習慣

　　睡眠如此重要，我們卻常常有很不好的睡眠習慣。上了年紀的人，尤其是退休的人，由於早晨不用去上班，所以夜裡睏的時候就想要多撐一下，反正第二天不用早起。每一次你睏了以後，卻還是撐著的那段時間，支援你的就是腎上腺先生。所以，你如果睡覺沒規律，每一次睏了還是撐著不睡，東摸西摸的，久而久之腎上腺先生垮台了，你就會從撐著不睡，而變成很累卻還是睡不著。

● 刺激物咖啡因、尼古丁應節制

　　我常有病人抱怨睡不好，我一問，結果發現他不是白天抽了 20 幾根菸，要不就是喝了 3、4 杯很濃的咖啡。咖啡因和尼古丁都是刺激物，而它們刺激的就是腎上腺先生。腎上腺先生被刺激久了，「腦垂體—下視丘—松果體」整條線就要被拖垮，這條線一被拖垮，生理時鐘就會整個被打亂。

● 根治飲食

　　根治飲食是餐餐平衡，能夠確保你的晚餐血糖平衡，不會造成上上下下的血糖震盪。如果血糖不震盪，它的餘波就不會殃及睡眠時間，而讓你一下睡不著、一下又醒過來，夜夜難以安眠。

● 日曬充足

我們的生理時鐘並不是只有內部環境可以影響，其實外在環境也能夠影響生理時鐘，因此它是可以再訓練的。而最能夠影響生理時鐘的，要屬陽光了。

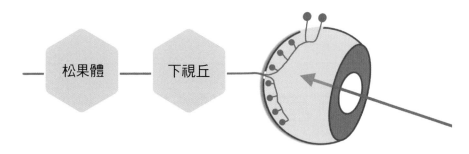

陽光照進眼球，眼球送訊息到下視丘，再接到松果體，松果體分泌褪黑激素影響睡眠
（作者：Derk-Jan DijkSimon N. Archer, 2014）。

陽光照進眼球，眼球感光，送訊息到下視丘，再連接到松果體，松果體才決定晚上要分泌多少褪黑激素，褪黑激素讓我們可以順利入睡。我們日曬愈足，夜裡的褪黑激素就製造得愈夠，我們就愈容易入睡。反之，如果日曬不足，夜裡的褪黑激素就製造得不夠，我們就睡不著了。

所以，年紀大的人尤其應該每天都在戶外做一點活動，接觸陽光。請注意，如果你在戶外時總是戴著太陽眼鏡，其實會影響生理時鐘的運作，因為整個生理時鐘的運作，靠的都是陽光照射在眼睛的感光器上而啟動，如果眼睛接觸不到光線，褪黑激素的分泌就會減少，影響睡眠。這就是為什麼那麼多盲人都有生理時鐘紊亂的問題。

● 支援腎上腺保健食品、補充褪黑激素

如果你有睡眠問題，第一個要扶正的應該是腎上腺先生。他一扶正了，「腦

垂體─下視丘─松果體」也一起正了。所以，有睡眠問題可以服用支援內分泌系統的保健食品（參見「附錄：聰明使用保健食品的方法」）。但是，在調整的過渡時期，也可以同時服用褪黑激素，幫助睡眠。

● 了解安眠藥的戒斷反應就是失眠

安眠藥是神經藥物，它的作用並不是把你不足的營養元素補足，或者是把你受傷的腺體扶正，它的作用是欺瞞身體，讓身體以為你有足夠的神經傳導素。但是，任何的欺瞞都不可能永久，所以，當身體發現其實神經傳導素還是不夠時，這個藥就開始失效，這時，你就必須要加藥或換藥，或兩種藥一起吃。

這類藥物只要服用超過 3～4 星期，當你一停用時就會出現戒斷反應。就像喝咖啡的人上癮一樣，他只要一不喝，就會出現頭痛、沒精神的戒斷反應。

安眠藥是很容易上癮的一種藥物，但是使用安眠藥的人數卻很多，而且都是長長久久的使用。

苯二氮類藥物（benzodiazepines, BZD）這類安眠藥的戒斷反應[85]			
● 頭痛	● 精神錯亂	● 健忘	● 視力問題
● 肌肉僵硬	● 拉肚子	● 發抖、顫抖	● 想吐
● 困惑、迷惘	● 不能專心睡	● 感官異常	● 焦慮、恐慌
● 厭食	● 冒汗	● 癲癇	● 憂鬱
● 不耐煩、煩躁	● 頭重腳輕	● 做噩夢	
● 心悸	● 幻覺、幻聽	● 嘗到金屬味	
● 頭暈	● 失眠	● 肌肉疼痛	

一般藥物的副作用，多半是它本來要治療的那個症狀。顯然安眠藥也是這樣，我們可以看到安眠藥的其中一個副作用，就是失眠。

想知道
更多

經期來的
前一晚總是睡
不好？原因為
何？請參見：
https://goo.
gl/21vzc6

有關失眠，
聽聽中醫怎麼
說。請參見：
https://goo.gl/
zL8v9e

● 補充 GABA

GABA 是一種神經傳導素，在加州大學洛杉磯分校（UCLA）近期的一項研究中發現，有呼吸中止症的人，這類物質不足量。這也同時呼應了，為什麼有些安眠藥的作用就是在影響 GABA 的接收器。

這可能可以說明，為什麼我的病人服用 GABA，有很多人能夠減輕打呼的症狀，同時能夠幫助入睡。此外，在我的經驗中，效用最顯著的 GABA，是粉狀的[86] [87]。

27｜夜尿症

要特別提到夜尿症，是因爲它是讓老人家睡不好的最主要原因之一。

我們夜間排尿的次數，本該比白天少，主要的原因是抗利尿荷爾蒙在夜裡的量特別高。顧名思義，這種荷爾蒙的主要工作就是抗利尿（＝避免排尿）。當這個荷爾蒙的量升高時，我們就比較不會想上廁所。

抗利尿激素是在下視丘製造，然後由腦垂體釋出。從下圖可以看到，牽動這兩站的就是腎上腺先生，所以，當我們壓力大或是長期飲食失衡造成血糖震盪，抗利尿激素就會失衡，抗利尿激素一失衡，我們夜裡就會頻尿。

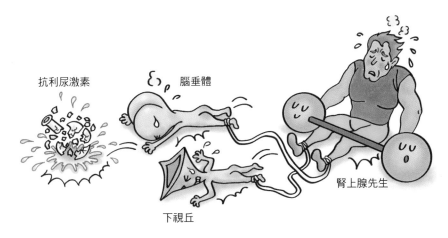

當血糖震盪或壓力大時，腎上腺先生就會受傷，他一受傷，抗利尿激素就失衡，導致夜尿頻繁。

如何遠離夜尿症？

● 根治飲食

　　根治飲食最能確保血糖平衡，只要血糖不震盪，腎上腺先生就不會受傷。腎上腺先生不受傷，下視丘、腦垂體就穩固，如此一來，抗利尿素就能正常分泌，在夜間的量自然就多，我們夜裡就不會頻尿了。

● 減少壓力

　　除了血糖震盪外，生活壓力也能把腎上腺先生拖垮。所以，當我們生活壓力大時，症狀就多，而夜裡頻尿就是其中之一。所以，正視自己的生活壓力，懂得適度調節，或正面迎擊解決問題，是確保腎上腺先生健康的重要功課。腎上腺先生一健康，抗利尿激素的生產就不會出問題，我們就沒有夜間頻尿的問題了。

● 補充支援下視丘、腦垂體、腎上腺的保健食品

　　由於抗利尿激素是由下視丘製造、腦垂體釋出的，因此支援這兩個腺體就對平衡抗利尿激素來說很重要。而如果當初讓這個荷爾蒙失衡的根源，是來自於血糖震盪或生活壓力過大，也可以補充支援腎上腺的保健食品（參見「附錄：聰明使用保健食品的方法」）。

28 | 攝護腺腫大

　　攝護腺是男性很關心的部位，不只是因為它所分泌的液體是精子的護衛，它還密切關係著上了年紀的男性是否能夠順利排尿。

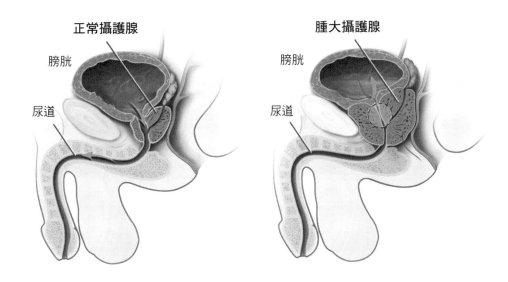

左邊是正常的攝護腺，右邊是腫大的攝護腺。腫大的攝護腺會壓迫膀胱，擠壓尿道（圖片來源：維基百科 https://goo.gl/jsF1h9）。

> **攝護腺腫大常見症狀**
>
> ● 頻尿、老是很想尿
> ● 夜尿頻繁
> ● 小便很難排出
> ● 尿流量很小，流流停停的
> ● 小便之後滴滴答答的
> ● 小便時要很用力
> ● 沒辦法完全清空膀胱

攝護腺坐在膀胱的下面、尿道的兩旁。當它腫大時，症狀非常明顯。你一定想，這樣一個好好的地方，怎麼會腫大呢？腫大，就是增生，就像子宮內膜會增生一樣，都是荷爾蒙失衡引起的。是哪一個荷爾蒙失衡引起的呢？

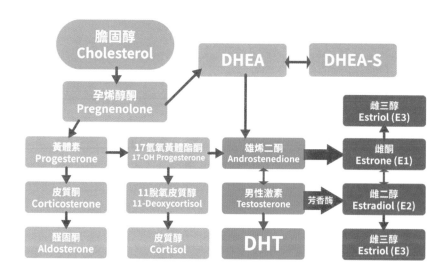

荷爾蒙級聯過程，芳香酶是能將男性荷爾蒙轉為女性荷爾蒙的一種酵素。

其實，在男性和女性的身體裡，都同時有男性荷爾蒙和女性荷爾蒙，但是男生的男性荷爾蒙比女性荷爾蒙要多，跟女生相反。男性荷爾蒙是怎麼變成女性荷爾蒙的呢？那個能把男性荷爾蒙變成女性荷爾蒙的魔術師，就是芳香酶這個酵素。如果芳香酶用一般速度在工作，男／女性荷爾蒙的量就都剛剛好。但是，要是芳香酶動作開始快起來的話，那男性荷爾蒙就會加速變成女性荷爾蒙了。

你會問，是什麼事情讓芳香酶的動作快起來呢？答案就是胰島素的量太高。胰島素就是我們緊張胰臟小姐用來壓血糖的東西。它什麼時候會量太高呢？胰島素量太高，就是因為血糖一直不停升高，胰臟小姐才要生產那麼多胰島素，把血糖壓下去[88]。

不巧，攝護腺上也設有接收女性荷爾蒙的接收器，所以女性荷爾蒙量一過多，就不時往那個接收器上插。女性荷爾蒙有一個重要的工作，那就是增生，她在攝護腺上插來插去，久了，攝護腺就開始長大了[89][90][91]。

如果，這個人並未改善飲食組合，血糖還是常常高升，讓緊張的胰臟小姐時常分泌高量的胰島素，使得攝護腺接收過多女性荷爾蒙，就開始腫大、發炎了。炎發久了，一個本來沒有侵略性的增生細胞，就很可能轉變成有侵略性的癌細胞了。

想知道
更多

攝護腺腫大該怎麼辦？請參見：https://goo.gl/iPQCsk

如何遠離攝護腺腫大？

在我的諮商經驗裡，從來沒有見過飲食改善或草藥支援能夠讓攝護腺縮小的案例。因此，想要遠離攝護腺腫大，就只能夠做預防的工作。

以下的方法，能夠確保胰島素不阻抗，荷爾蒙不失衡。

● 根治飲食

　　根治飲食最強調的，就是血糖平穩。血糖一平穩，胰島素就不過量，芳香酶就不會快手快腳的把男性荷爾蒙轉成女性荷爾蒙了。所以，如果想徹底預防攝護腺腫大，就要認真的做一次根治震幅血糖檢測法，確實了解一下，自己到底吃得均不均衡，有沒有震盪血糖？

● 喝酒適量

　　我常見很多男性其實吃得很均衡，因為大部分男生不怕吃肉，所以血糖其實不太震盪。但是，這些男性卻喝很多酒。喝酒過量，一定傷肝。喝酒會讓肝堵塞，主因是酒精是毒，它必須要由肝臟分解才能排出（否則我們就酒精中毒了）。所以，如果酒喝多了，肝臟就很容易堵塞，沒有辦法盡責的把過多的荷爾蒙分解排出，在體內造成累積，導致荷爾蒙失衡。

● 服用支援肝膽腎排毒管道的保健食品

　　由於「肝—膽—腎」這條排毒管道必須暢通，過多的荷爾蒙才能順利排出去，所以，如果想要平衡荷爾蒙，支援「肝—膽—腎」這條排毒管道是很關鍵的，可服用保健食品支援（參見「附錄：聰明使用保健食品的方法」）。

健康 TIPS

　　攝護腺腫大的人，一定要定期檢查尿液細菌指數，而且要注意尿液細菌指數有沒有上升。攝護腺腫大造成尿液無法從膀胱清空，就容易滋生細菌，細菌繁殖過多就會讓膀胱發炎，膀胱發炎過久就很容易病變。如果尿液中常出現細菌增生的現象，可以長期服用蔓越莓錠。

29 | 尿失禁

　　以前聽到尿失禁，都是發生在很老很老的老人家身上，或是躺在醫院的人。但是，現在賣場成人紙尿布的貨架一直在加大，我們就知道，尿失禁這個問題影響的人數正在持續增加。

尿失禁可能出現的症狀
● 咳嗽、打噴嚏、大笑、運動或搬重物時，尿會漏出來。 ● 突然很想尿尿，然後就忍不住尿出來了。 ● 很常有想尿的感覺，夜裡睡覺時也一樣。 ● 一直有很少很少的尿滲出來。 ● 尿尿時總是感覺膀胱沒辦法清空，總是要很用力才能尿。

　　尿失禁對生命安全沒有立即的危害，卻能全盤影響一個人的生活和情緒。

　　當一個人總是想尿尿，或總是害怕會尿出來，就很難專心做事或進行社交活動。所以我常見尿失禁病患，明明是很外向愛交朋友，但卻因為有尿失禁問題而開始減少社交活動。或者在工作開會時變得很緊張，怕自己因為久坐而尿出來。最後個性變得孤僻且易焦慮。

尿失禁的可能成因

● 血糖震盪

當我們血糖高升時，過多的糖有時會跑到尿裡面，這個現象就會引發一種反應叫滲透性利尿。也就是說，糖太多了，胰臟小姐壓不下去了，身體只好把它尿出去，這個人就會特別頻尿，尿量也特別多。在這種情況下，我們膀胱裡的壓力會改變，膀胱肥大，常造成膀胱無法清空[92]。

這就是為什麼糖尿病的人會出現糖尿病性膀胱病，就是高血糖的人會出現膀胱不敏感、尿愈來愈無法從膀胱清空，或是讓膀胱能清空的肌肉——逼尿肌——無法收縮[93]。

要特別提醒的是，不是只有糖尿病患者血糖才會高升，任何吃錯飲食組合、含糖食物吃太多的人，都有可能會血糖高升。

● 荷爾蒙失衡

對膀胱來說，最重要的荷爾蒙是女性荷爾蒙和黃體素（對男生來說也一樣）。因為膀胱與生殖道，如陰道、陰莖，在胚胎時是同源，而接收女性荷爾蒙和黃體素那些接收器，不只長在生殖道上，也長在膀胱和尿道上。所以，當女性荷爾蒙和黃體素不足時，不只是陰道會變薄變乾，尿道和膀胱的結構也會改變，因此會出現頻尿或尿失禁的情況[94]。

當女性經歷更年期時，如果她的腎上腺先生太累，無法接手卵巢交給他生產女性荷爾蒙和黃體素的任務，這時，女性荷爾蒙和黃體素就會不足。這就是女性有尿失禁情況遠比男性多的原因[95]。但是，如果男性因為更年期導致男性荷爾蒙下降，當男性沒有足夠的男性荷爾蒙時，芳香酶就沒有東西可以去變出女性荷爾蒙，這時，男性體內的男女性荷爾蒙比例失衡，也可能會產生尿失禁的問題[96]。

荷爾蒙失衡不一定只會發生在更年期，長期血糖震盪也能夠把腎上腺先生拖

垮。腎上腺先生垮了，整個荷爾蒙系統就會被搞亂。

● 手術影響

拿掉攝護腺（前列腺切除術）和子宮（子宮切除術），也有可能會損傷排尿反射的神經系統[97] [98]。

如何遠離尿失禁？

● 根治飲食

用根治震幅血糖檢測法實際測量血糖，就能夠完全掌控什麼樣的飲食組合才不會震盪自己的血糖。血糖不震盪，就不會有血糖高升的時候，如此一來，就不會造成膀胱或尿道的損傷和變形，導致尿失禁問題。所以，要預防尿失禁，就要先預防錯誤飲食組合造成的血糖高升。

● 攝取足量蛋白質

大家都知道，想要健身就要多吃蛋白質，這樣才能夠長肌肉。而我們膀胱能夠收縮，就是靠包在它外面的那層肌肉（逼尿肌），這塊肌肉長不好，排尿時感覺就像在草地上推動巨石那樣困難。想要肌肉長得好，就一定要吃足量的優質蛋白質。

● 確保蛋白質能夠消化

如果沒有足夠的胃酸，吃進去的蛋白質就一定沒有辦法完全消化。沒有消化完的蛋白質，坐在腸道裡久了，就不是營養，而是腐敗的屍體，這時，大便放屁都會很臭（大便放屁不該很臭的）。蛋白質沒有消化完全，不但身體無法用它來合成肌肉，而且腐敗的蛋白質還會讓腸菌失衡。所以，想要逼尿肌長得好，除了

吃足量蛋白質，消化系統也一定要照顧好（參見 30～32 頁）。

● 確保排毒管道暢通

由於荷爾蒙失衡時，膀胱和尿道的結構都可能變弱，所以，保持荷爾蒙平衡，就是遠離尿失禁的不二法門。

但是，荷爾蒙失衡常常不是它產量不足或過多，而是用完的荷爾蒙排不出去。出不去的荷爾蒙就會回頭到下視丘、腦垂體去影響其他荷爾蒙，造成全面性的失衡。因此，妥善照顧自己的飲食和生活作息，讓排毒管道暢通，對預防尿失禁有很大的幫助（參見 49～50 頁）。

此外，在壓力大、更年期或飲食失衡時，可以服用支援肝膽腎排毒管道的保健食品（參見「附錄：聰明使用保健食品的方法」）。

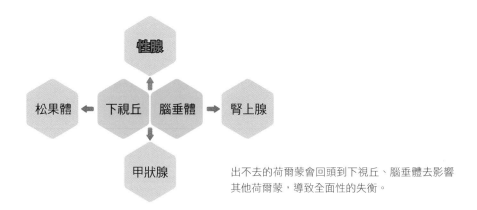

出不去的荷爾蒙會回頭到下視丘、腦垂體去影響其他荷爾蒙，導致全面性的失衡。

● 骨盆底肌肉收縮運動（凱格爾氏運動）

這個運動是凱格爾醫師設計的，當初是用來治療生產後的尿失禁，但是這個運動其實適用於所有尿失禁的男男女女。凱格爾氏運動使用的肌肉是骨盆底肌

肉，當骨盆底肌肉變強後，坐在它上面的所有器官功能都會變好，比如膀胱、尿道、子宮、大腸等。

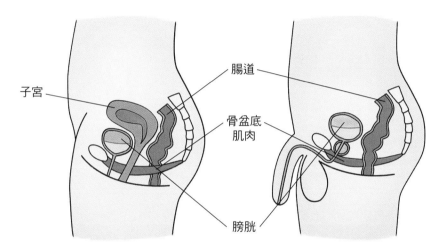

骨盆底肌肉的強度，能直接影響坐在它上面的所有器官，包括膀胱、尿道、大腸，還包括了女性的子宮。

　　凱格爾氏運動非常簡單，你只要想像尿急時憋尿的感覺，那就是收縮骨盆底肌肉。這樣收縮 5 秒後放鬆，等兩秒後，然後再收縮 5 秒，每一輪反覆 10 次，每天做 15～30 分鐘。站著可以做、坐著也可以做。打字、看電視、等公車、排隊、煮飯……都可以做。

　　這個運動不但能改善尿失禁，而且還能預防產後骨盆與陰道鬆弛、促進大腸蠕動，更能美化臀部曲線。

30｜性欲降低

　　性欲，是一種感覺，當那個感覺沒有了，你也不能說它是病。但是，性欲一降低，親密關係就要受影響，因此，性欲降低是人到中年後最大的情感和婚姻危機來源之一。親密關係一有裂痕，人就會不快樂，進而可能引發別的疾病。

　　世界上沒有任何一種動物會在他們感到危險時做愛。性，是一種享受，它必須要在人覺得沒有危險，感到放鬆時才會發生。所以，當我們壓力大時，是不可能會有性欲的。壓力大，不見得只有心理才能引發，壓力也可能來自身體。

　　比如，當我們吃錯飲食組合，導致血糖震盪時，血糖快速飆升又重重落下，落下時引發人為飢荒，接著腎上腺先生能夠用力把血糖舉起來，靠的就是壓力荷爾蒙（皮質醇）。當壓力荷爾蒙一升高，任何支援性欲的荷爾蒙都會降低，因為身體覺得這個人都快被老虎吃掉了，怎麼還有時間做愛和傳宗接代呢？所以當人的壓力荷爾蒙過高時，就很難有性欲。

壓力荷爾蒙過高的症狀		
● 情緒亢奮，但身體很累	● 睡不著或睡不好（夜裡不時醒來）	● 皮膚長痘痘
● 覺得很焦慮	● 容易胖在肚子	● 月經不規律
● 很想吃甜的	● 血糖不是太高就是太低，人不是太 high，就是超累	● 高血壓
		● 嘴巴破

　　除此之外，性欲還跟性荷爾蒙有緊密關係。因此，當男女都進入更年期時，常常會因為性荷爾蒙降低，而造成性欲降低。這時，性欲降低其實是生理變化引發的，但是，親密伴侶常會覺得是因為自己不再有吸引力，所以對方沒有慾望，最後爆發為溝通問題、關係問題。

　　「慾」這個字的部首是「心」，所以，慾望不只跟身體有關，也跟心理有關。我們最大的性器官，其實是腦子。也就是說，一個人要有「慾」，也要看他心裡喜不喜歡這個人。人很難對自己不喜歡的人產生性欲。所以，當你性欲降低時，你不但需要檢視自己是不是身體哪裡出問題，也還應該檢視一下自己的親密關係是不是該保養一下。

　　如果你在親密關係中從不溝通，兩個人便很難親近，因為親密的來源其實是溝通後界線能夠靠近，但不互相跨越的結果。所以，你如果從不溝通，就好似一個養花的人從不拔草一樣，不盡心經營，花園就會雜草叢生，沒有美麗可言，而不盡心溝通的關係，也不可能有親密可言。因此，如果你長期忽略兩人的親密關係，兩人的性欲都很可能會受影響，這時該重視的，應是重新燃起親密關係裡的熱情，要不就再追求她一次，要不就要他再追你一次。

如何遠離性欲降低？

● 根治飲食

　　如果一個人飲食組合錯誤，那他一天如果吃三餐，就至少要震盪血糖三次。每一次震盪血糖，腎上腺先生出來舉血糖時，壓力荷爾蒙就要上升。這就可能造成一整天都處於人為飢荒，壓力荷爾蒙居高不下。壓力荷爾蒙一高，就很難有性欲。所以，確實的用根治震幅血糖檢測法去找到適合自己的根治飲食黃金組合，很可能會對性生活有幫助。

● 攝取足夠膽固醇

我們的性荷爾蒙的始祖原料就是膽固醇。所以，當我們膽固醇攝取不足時，性荷爾蒙就沒有合成的原料，性荷爾蒙量不夠，性欲就降低。這就是為什麼，催情最有效的食物都含有高膽固醇（參見 127 頁）。

● 紓解壓力

當我們壓力大時，只求生存，絕對無暇享受、放鬆。沒有享受和放鬆的心情，就不可能有性欲。所以，了解自己的壓力來源在哪裡，主動出擊去化解壓力，對生活情趣有絕大的助益。

● 想睡的時候就去睡

很多人想睡的時候不睡，撐在那裡滑手機、看 email、上社群網站。你想睡時不睡，就是腎上腺先生用壓力荷爾蒙讓你在那裡撐著。這樣的人只會有黑眼圈，不會有性欲。所以，想要有美滿的性生活，想睡的時候就去睡，不要撐！

● 茶、咖啡、菸要適量

茶、咖啡、菸都含有刺激物，受到刺激的就是腎上腺先生，他一出來舉血糖，壓力荷爾蒙就要過高。所以，如果你發現自己茶、咖啡、菸服用多了就「性趣缺缺」，那就知道該減量了。

但是，如果你的腎上腺先生已經累到機能減退，那你很可能只會在喝茶、喝咖啡、抽菸時才會有性欲。那表示你可能有低血糖的情況，血糖＝能量，血糖過低，能量不夠，沒有動力做任何事，更不用講做愛。因此，這時得用刺激物去踢腎上腺先生，讓血糖和能量上升，才有力氣做愛。如果你有這樣的情況，請參閱 70〜71 頁，按正確步驟改善血糖問題。

● 唾液荷爾蒙檢測

由於性欲跟荷爾蒙有緊密的關聯，所以如果你有性欲降低的問題，毋須沈默忍受，可以主動檢測自己的荷爾蒙情況。最有效能夠檢測荷爾蒙的方法，就是唾液荷爾蒙檢測。

● 檢視兩人關係

如果你的性欲問題不是來自於生理，而是來自於心理，你就要檢查一下，自己與性伴侶的關係好嗎？如果關係不好，那問題出在哪裡？找到了問題，就要開口溝通。如果不開口溝通，對方永遠猜不到你想要什麼，兩人只會漸行漸遠，不可能會有性欲。因此，如果性欲降低是來自於親密關係的溫度降低，那就要溝通再溝通。

● 注意藥物影響

由於性欲和性荷爾蒙有最直接的關聯，因此，任何會影響性荷爾蒙的藥物，都有可能會影響性欲。

比如，降膽固醇的藥物，就會影響用膽固醇做原料的性荷爾蒙，也因此可能

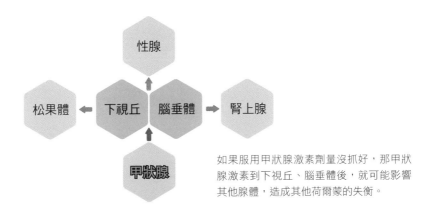

如果服用甲狀腺激素劑量沒抓好，那甲狀腺激素到下視丘、腦垂體後，就可能影響其他腺體，造成其他荷爾蒙的失衡。

影響性欲。又比如，甲狀腺激素是一種荷爾蒙（甲狀腺機能減退的人往往都是服用甲狀腺激素），所以它到下視丘、腦垂體那裡，就能影響其他所有的荷爾蒙，包括性荷爾蒙。當劑量不對時，所有的荷爾蒙都能跟著一起失衡。因此，在服用藥物之前，應充分了解藥物對荷爾蒙的影響。

● 補充鋅

還記得芳香酶嗎？那個可以把男性荷爾蒙變成女性荷爾蒙的東西（參見192～193 頁）。芳香酶工作時，鋅能發揮適當調節功能，所以當鋅不足時，就會有過多的男性荷爾蒙轉變為女性荷爾蒙[99]。男性和女性的性欲，都是男性荷爾蒙在支援的，所以當鋅不足時，男性和女性都會出現性欲降低的情況。

不建議補充鋅錠，更不建議長期補充任何礦物質，因為這種補充方式很容易造成其他礦物質失衡。比較建議食療，也就是吃蠔、蚵或喝蜆精來補充鋅。蠔、蚵會成為世上最著名的催情物，不是沒有道理的，因為它膽固醇量高，鋅含量也高。吃原形食物補充營養，全面又安全。

31｜不舉／早洩

　　男性的陰莖要能舉起來、硬起來，完全要靠充血。如果它不能充血，就舉不起來。這就好像充了水的氣球和沒充水的氣球一樣。要讓陰莖能夠順利充血站起來，要有天時地利人和的三大條件：

▶ 血量夠

　　要把水打進一顆氣球，讓它挺起來，水流一定要夠，要不然水進去的量不足，氣球就撐不起來。同樣的道理，血要能順利進入陰莖，也要有足夠的血流，所以血不夠，陰莖就舉不起來。因此，血管如果有堵塞或血流不足，都可能造成不舉。

　　你一定會問，是什麼造成血管堵塞或血流不足呢？

　　血管會堵塞，我們知道是因為飲食組合不正確，導致血糖震盪，血糖上升時，血就會變酸。酸血啃蝕血管壁，血管就灼傷，灼傷的地方開始結疤。如果飲食持續不正確，灼傷的地方就一直結疤，最後疤太厚，血管就堵塞了。血管一堵塞，血流就進不了陰莖。陰莖不能充血，就無法堅挺。

　　如果一個人沒有血管堵塞，但陰莖還是挺不起來，那他很可能就是沒有足夠的血流。沒受傷的人怎麼會缺血呢？沒受傷的人只要脫水就會缺血，因為血漿91.4% 都是水。血流一不夠，陰莖就很難快速充血而挺起。

▶ 張力夠

當一個人性欲被挑起後，腦子會傳送訊息給陰莖裡的動脈，讓這些血管擴張，血管一擴張，血就會快速衝進來。血一衝進來，陰莖就挺起來了。但是，一個高血壓的人，血管就很難擴張。高血壓的人之所以會有高血壓，是因為他的血管收縮得特別緊。當他的血管收縮得很緊無法擴張時，血就衝不進來，陰莖就不能堅挺了。

▶ 性欲夠

血要能夠衝進陰莖的血管裡，是因為一個人的性欲被挑起，腦子才會傳送訊息給血管，讓它擴張。但是，如果這個人沒有性欲，腦子就不會傳送訊息給血管，血管不會擴張，血無法衝進陰莖，它就舉不起來了。

如果天時地利人和的三大條件——血量夠、張力夠、性欲夠都到齊了，陰莖就順利充血了。當陰莖順利充血時，就可以保持堅挺了。

有些人陰莖能夠舉起來，但是，陰莖還沒來得及插進陰道就已經洩了，這就是早洩。早洩是缺乏神經傳導素血清素造成的[100]。

早洩的可能原因

● 蛋白質攝取不足

血清素的建造原料就是蛋白質，所以，如果一個人蛋白質吃得不夠，他的血清素就不夠。血清素不夠，就很可能發生早洩。

● 蛋白質消化不良

很多人蛋白質吃得夠，但由於胃酸不足，導致蛋白質消化不完全。沒有消化完全的蛋白質，身體就不能吸收。身體不能吸收，就等於拿不到建造血清素的原

料。沒有原料，就沒有成品，血清素一不夠，就容易早洩（確保蛋白質消化完全，參見 30～33 頁）。

● 荷爾蒙失衡

前面在帕金森氏症的章節說明過，荷爾蒙和神經系統其實是互相連結的（參見 136 頁），兩者會互相影響。所以，當荷爾蒙失衡時，便會很實際的影響到神經系統，當荷爾蒙量太多或太少時，血清素的製造量或運作方式，都很可能會受影響[101]。

在這裡要特別提醒的是，研究性行為的代表作《金賽性學報告》提到，3/4 的男性表示在他們 50% 的性接觸中，是在陰莖進入性伴侶體內後 2 分鐘內射精[102]。 也就是說，在真實生活裡的性行為，與情色電影中剪接過的性行為是完全不一樣的。如果拿情色電影來與真實生活比較，那幾乎人人都是早洩了。

如何遠離不舉 / 早洩？

● 根治飲食

大家吃東西很小心，都是因為怕心血管堵塞。但是，其實全身不只有心臟裡有血管，我們全身都布滿了血管。如果因為飲食組合錯誤，血糖震盪，酸血啃蝕血管壁的地方在陰莖裡，那陰莖的血流就要出問題。而陰莖的血流，就是它能舉起來的關鍵元素。所以，想要陰莖運作正常，一定要用根治震幅血糖檢測法去確實找到適合自己的飲食組合，才能避免錯誤飲食持續讓身體受傷。

● 時時補水

血「水」、血「水」，血和水是不可分的，缺水就是缺血。陰莖充血不足，就會影響勃起。所以，時時補水很重要，要喝水喝到平常會有口渴的感覺，才能

確保身體不缺水／缺血（參見 19 頁）。

● 節制脫水飲料

有很多病人跟我說：「我水喝得很多耶。」我看了他們的飲食紀錄，水是真的喝得不少，但是，脫水飲料一樣也喝得不少。我有一個病人，早上喝茶、中午喝咖啡、晚上喝酒，茶和咖啡是脫水飲料，酒精則是強力脫水飲料。他有高血壓，也有不舉的問題，但是，他一整天水喝得很多，不理解自己為什麼會有這些症狀。問題就出在，脫水飲料一過量，進去的水一定比不上出來的水。人一脫水，就缺血，人一缺血，陰莖就充不了血，軟趴趴的。所以，茶、咖啡、酒精不是不能喝，但是要適量，如果已經有身體症狀了，那就要考慮減量。

● 睡眠充足

睡不夠、睡不好，久而久之，血清素就不敏感了。血清素一不敏感，身體以為它不夠，就容易早洩[103]。

● 日曬充足

血清素的量是按陽光的強度在製造的，所以一個人如果日曬不夠，血清素的量必定不足，血清素不足就容易早洩。

● 支援腎臟

腎臟是主管水的，身體裡的水要去要留，都是由它開門、關門。所以腎臟要是有什麼問題，水流供給就要出問題，身體裡水量不對，血量就失衡了，陰莖就舉不起來。如果腎臟已經受過傷（腎指數下降），最安全的支援方法就是吃腎臟。每個星期至少吃一次腰子料理。

● 唾液荷爾蒙檢測

由於性功能跟性荷爾蒙有緊密的關聯，最有效能夠檢測荷爾蒙的方法，就是唾液荷爾蒙檢測。

● 補充天然元素

研究發現，性行為前服用 6 克的左旋精胺酸（L-arginine）和 6 毫克的育亨賓鹽酸鹽（yohimbine hydrochloride）能夠改善不舉問題。陰莖能充血站起來，是因為血管擴張，而血管能擴張，開大門讓血流衝進來的那個東西，叫一氧化氮。而一氧化氮的前身，就是左旋精胺酸。左旋精胺酸是一種能夠在市面上買得到的胺基酸[104]。

特別要提醒，由於一氧化氮能夠放鬆血管，如果你現在服用的西藥中已經有類似這樣的藥物了，再加上保健食品的一氧化氮，很可能會讓血壓過低，造成生命危險。

除了以上的保健食品外，任何一種能夠促進血液循環的天然草藥，例如生大蒜、薑、辣椒，也能對血流有幫助。只要血流夠暢通，陰莖成功充血就比較容易。

● 了解藥物影響

藥物對身體運作的影響很大，在使用前應該充分了解其副作用。

以下藥物都有可能造成不舉問題[105] [106]		
● 抗心律不整藥物	● 抗焦慮藥物、安眠藥、抗痙攣藥	● 降膽固醇藥物
● 抗憂鬱藥物		● 降胃酸藥物
● 抗組織胺藥物	● 治療攝護腺肥大的藥物	● 肌肉放鬆劑
● 抗精神病藥物	● 心臟病藥物	● 止痛藥
● 降高血壓藥物	● 帕金森氏症藥物	

32｜退化性關節炎 /
椎間盤退化症 /
筋膜炎 / 皺紋 / 骨刺

　　你可能會想，退化性關節炎、椎間盤退化症、筋膜炎、皺紋、骨刺，為什麼要放在一起？

　　事實上，這些症狀的出現都跟膠原蛋白有關。

　　我們身體裡所有的組織要合成組建，就像蓋房子一樣，要有建築原料。關節、椎間盤、筋膜炎和皮膚的共同建築原料，都是膠原蛋白。當膠原蛋白老化、不足或有損傷時，皮膚就會因為彈性不足而出現皺紋，關節和脊椎則會因為沒有墊子而互相磨損，造成發炎、疼痛，使得我們無法動彈。

　　膠原蛋白不只是關節中軟骨脊椎椎間盤的建築原料，同時也是肌腱、韌帶和筋膜的最主要建築原料。

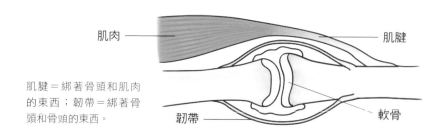

肌肉 ——　　　　　　　　　　　　　　　　　　—— 肌腱

肌腱＝綁著骨頭和肌肉
的東西；韌帶＝綁著骨
頭和骨頭的東西。

韌帶　　　　　　　　　　　　　　　　　軟骨

我們的韌帶、肌腱和筋膜，都是肌肉骨骼部門的成員，它們的工作都屬於「連結人員」：

韌帶（俗稱筋）＝骨頭連骨頭

肌腱＝肌肉連骨頭

筋膜＝肌肉連肌肉

你想想，如果這些連結人員的工作沒有做好，那這個部門裡的人是不是要一直打架？當骨頭和骨頭打架、肌肉跟骨頭打架，或肌肉和肌肉打架時，是不是一定會產生疼痛？所以，當膠原蛋白這個建築原料出了問題，肌腱、韌帶、筋膜也就要一起出問題，這時，它們所連結的骨架和肌肉，就會因為沒有連結好，而開始出現碰撞、發炎，引發疼痛和疾病。

那你會問，為什麼有人老了沒有這些問題，有些人根本還沒老就有這些問題了呢？答案就出在腎上腺先生身上。我們都知道，腎上腺先生在兩個時候會最忙，那就是血糖掉下來時，或者壓力大時。

當我們飲食組合錯誤，血糖快速的高升後又重重的掉下來時，血糖就會低得好像鬧飢荒一樣。當血糖高升時，因為血糖＝能量，能量太多就要趕快存起來，存起來的能量就成為脂肪，是我們的備用能量。當血糖掉下來時，身體就會把脂肪這個備用能量拿出來用。但是，如果血糖低得好像飢荒一樣，只有脂肪這個備用能量就不夠了，這時，身體還要趕快把肌肉（蛋白質）拿出來燒。而我們最大宗的蛋白質來源，就是膠原蛋白[107] [108]。

腎上腺先生能成為舉血糖的大力士，是因為他有皮質醇這個仙丹。皮質醇一出來，我們就能立即把血糖舉起來或者能抗壓。所以，當我們血糖震盪時或壓力大的時候，皮質醇量都會過多。當皮質醇量過多時，膠原蛋白就會一直被拿去燒，我們就會產生膠原蛋白疾病（或稱為結締組織病）[109]。

當膠原蛋白這個建築材料被拿去燒時，退化性關節炎、椎間盤退化症都可能

當血糖震盪時，因為血糖＝能量，升上去時就是能量過多、掉下來時就是能量嚴重不足。能量過多時，身體會合成脂肪，做為備用能量；而能量嚴重不足時，身體就必須要同時燒脂肪和肌肉來生產能量。

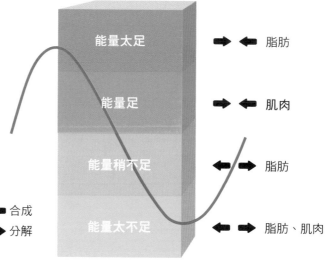

會出現，當這些疾病出現時，骨刺就很容易增生。而當筋膜這樣像絲一樣細的結締組織的建築原料被拿去燒時，很難不發炎。最後，膠原蛋白是皮膚中最堅強的彈簧，有了它，皮膚才能有彈性，但當它被拿去燒時，皺紋自然要出現。

由於膠原蛋白也是韌帶的建築原料，當它被拿去燒時，腹股溝韌帶（也叫鼠蹊韌帶）就會不夠力（見右圖）。這時，這裡就很可能出現疝氣，或是這個人會有長短腳，也可能導致骨盆酸。

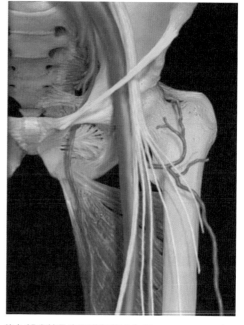

綠色部分就是腹股溝韌帶（作者：Ryan Johnson）。

如何遠離退化性關節炎 / 椎間盤退化症 / 筋膜炎 / 皺紋 / 骨刺？

● 根治飲食

　　我們不去震盪血糖，它自然是平穩的。血糖會掉得很低，是因爲之前被推得很高。而我們的血糖會突然上升，多數是吃了不對的飲食組合，糖過量了，所以高升。快速高升後的血糖會以同等的速度掉下來，當它掉得很低時，就好似飢荒時一樣，我把這樣的低血糖現象稱爲「人爲飢荒」。

　　發生人爲飢荒時，身體就到處找東西燒成能量，這時膠原蛋白就會被抓去燒。想要避免這樣的人爲飢荒，就要避免吃東西時把血糖快速推高，這是爲什麼使用根治震幅血糖檢測法去找最適合你的根治飲食黃金組合，是那麼的重要。

　　當我們的血糖是平穩的，能量就是平穩的，這時，即使血糖慢慢掉下來，因爲我們的能量只是稍不足，不是危機性的嚴重不足，那身體就只會燒脂肪，不會動用到肌肉（蛋白質、膠原蛋白）。

當血糖平穩時，能量就平穩，
這時即使有能量不足的時候，
也只會燒脂肪去取用備用能
量，不需要動用到肌肉，膠原
蛋白不會大量流失。
血糖線上去時由於能量充足，
能夠輕易的合成肌肉。

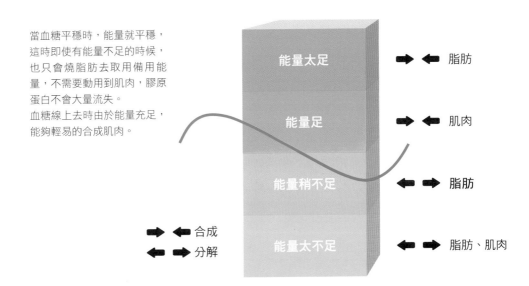

當血糖平穩時，血糖上去和下來都不是過猛，慢慢上去時能量充足，我們便能合成肌肉（蛋白質），慢慢下來時能量稍不足，我們就可以拿備用能量脂肪出來燒，但因為能量並非嚴重不足，所以不必動用到肌肉（蛋白質、膠原蛋白）。

● 蛋白質攝取足量、吃骨補骨

由於膠原蛋白是蛋白質做的，所以如果想要身體有原料能夠合成膠原蛋白，蛋白質攝取一定要夠。蛋白質不一定要從肉中攝取，但是，無庸置疑的肉類是身體最能夠使用的蛋白質來源。除此之外，植物性蛋白質也可以，但是，請一定要注意大部分的植物性蛋白質也含豐富澱粉，而澱粉就是糖，所以吃了植物性蛋白質，大都不能再外加澱粉如麵包、麵飯、地瓜等（吃素要如何吃得均衡健康，參見《吃出天生燒油好體質》的素食食譜）。

用「以形補形」的概念來看，想要補骨就該吃骨。吸收骨頭營養的最好方法，就是喝骨頭湯。骨頭湯如果以正確的燉煮方式去做，也就是加上酸的東西，比如酒或醋，骨質裡的礦物質會自動溶於湯裡。如果燉煮的骨頭上有關節，就會釋出水解膠原蛋白，非常好吸收。除了骨頭外，所有動物的皮也都含有豐富的膠原蛋白，所以吃肉時連皮吃，或燉湯時加皮，也都是補充膠原蛋白的好方法。

很多人不敢喝骨頭湯，因為害怕鉛含量太重。其實，當初這個說骨頭湯裡鉛含量過高的研究，並不是一項合乎科學原則的嚴謹研究。一般骨頭湯並沒有證實鉛含量過重。除此之外，我們的飲食裡各類金屬都很多，但如果身體是平衡的，我們自然能夠排解過多的金屬。

想知道更多

喝骨頭湯會重金屬過量嗎？請參見：
https://goo.gl/Z5FjyE

骨頭湯裡亞硝酸鹽和鉛含量高嗎？能喝嗎？請參見：
https://goo.gl/4jQzSk

● 上了年紀的人渴覺中心不敏感，要記得補水

軟骨和椎間盤這樣的東西，大都含 65%～80% 的水。也就是說，沒水它就要縮了，它一縮，骨頭和骨頭之間就沒有墊子可以區隔，容易受傷。上了年紀的人，神經系統比較遲緩，渴覺中心也會開始不敏感，也就是說，當身體缺水時，神經不會及時的要這個人去補水。

這就是為什麼上了年紀的人如果不容易渴，應該設定手機，定期補水，以確保不脫水（參見 19 頁）。

● 紓解壓力

前面提到，當腎上腺分泌的皮質醇過量時，身體就會把膠原蛋白拿出來燒（參見 211 頁）。而皮質醇除了會因為血糖震盪而過量外，壓力大也能輕易的讓皮質醇過量。

如果那個壓力是突如其來的壓力，那身體短期內還能夠承受；如果那個壓力並不大，但卻是長期累積的壓力，比如跟某個人老是處得不好、不喜歡自己的工作、不喜歡自己住的地方、錢老是不夠花、時間老是不夠用、工作難以應付等等，這種長久的壓力最能夠把膠原蛋白燒盡。

你會問，大家都有壓力，為什麼有些人沒病，有些人卻渾身是病？

長期的壓力，多數來自於我們覺得無法掌控的環境，比如，老闆老是越界、同事總是很小人、伴侶從來不分擔家務、小孩很難帶、爸媽無法溝通、一點都不喜歡自己的工作等等。

壓力的形成要素，是我們在看它時，覺得自己無法解決或掌控，所以要消除壓力，並不是要移除這些人和事，而是要找方法，取得掌控權。如果不主動學習方法，取得掌控權，就只能一直被動的當受害者，不但把生活弄得一團亂，同時也把自己的膠原蛋白都燒光，看起來比所有同學都老，到後來不是這裡關節痛，就是那裡筋膜炎（參見《守衛你的情緒界線》）。

● 補充促進血液循環的保健食品

當我們的韌帶、肌腱和筋膜這些「連結人員」都壞掉了，軟骨或椎間盤這樣的東西就會被擠壓而有所損傷。我們的軟骨是沒有血流輸送機制的，所以當它損壞時，身體無法修復它。但是，韌帶、肌腱和筋膜都有血流輸送，有血，就等於有輸送修復原料的公路。所以，如果我們能促進血液循環的速度，就能修復這些連結人員，連結人員修復好了，軟骨或椎間盤受到的擠壓或損傷，就能夠遏止[110][111]。

雖然韌帶、肌腱和筋膜都有血流輸送的機制，但是，支援它的血流卻很少。如果想要促進它們的修復，就必須要加把勁促進血液循環。能夠促進血流的天然食物包括：生大蒜、薑、辣椒，這就是為什麼我們這些東西一吃多了，就會開始出汗。這也是為什麼在溼氣重、易引發關節炎的氣候地區，日常飲食大量運用這些食材。

支援血液循環的保健食品中含有這些物質，如果你想集中補充，那麼不加糖的薑茶是很好的選擇。

健康 TIPS

薑茶食譜

【做法1】切幾片薑放入馬克杯，加滿水，微波到水滾後即可飲用。愈老的薑效果愈好。

【做法2】把 1 個馬克杯的水倒入小鍋，切幾片薑入鍋，開大火煮沸兩分鐘，關火即可飲用。

切記，薑茶如果加了紅糖或黑糖，就會震盪血糖。

如果你喜歡喝有甜味的薑茶，可以加一點甜菊或羅漢果。甜菊或羅漢果不會震盪血糖。記得，龍舌蘭糖漿或木糖醇仍然會震盪血糖。還有，薑黃不等於薑，它不能產生薑所帶來的血液循環作用。

● 補充魚肝油、亞麻仁籽油

魚肝油和亞麻仁籽油有助消炎，對關節發炎的症狀有緩解作用。但記得魚肝油在體內轉換和利用的情形要優於亞麻仁籽油。

健康 TIPS

補充葡萄糖胺對關節有效嗎？

葡萄糖胺到底對關節有沒有效，爭議很大。我的病人當中，有些服用了有效、有些服用了無效。有些研究證明，結晶型硫酸鹽葡萄糖胺（crystalline glucosamine sulfate）能夠增進關節潤滑，減少損傷和疼痛，過去要醫生開處方才拿得到，現在也買得到。其他一般市售的葡萄糖胺保健品（oral glucosamine），至今沒有研究證實對關節有幫助[112] [113]。

---◆◆---

玻尿酸、增生注射療法好嗎？

骨頭和骨頭中間有個潤滑劑，叫關節滑液，而玻尿酸就是這個關節液的主要成分之一。所以，直接將玻尿酸施打進關節中當然有效，但效用只是短暫的，因為它是外來的，並不是身體自己製造的[114]。就像如果一個人油脂製造不夠，即使外用乳液，保溼效用只可能是短暫的。

增生注射療法是哈克特醫師（George Hackett）於 1950 年創造的，主要概念是施打能夠促進膠原蛋白增生的溶劑入關節。它的注射溶劑中，最有效用的應是葡萄糖。研究證明，反覆施打，能夠促進軟骨、韌帶和肌腱膠原蛋白的增生[115]。但是研究卻無法解釋為什麼這個方法有效。

我認為，葡萄糖能夠協助這些血液輸送不易的地方增生膠原蛋白，是因為葡萄糖＝血糖＝能量，而所有的修復都需要能量。它等於是把修復所需的能量，直接打進血液不易輸送的地方。

33 | 五十肩

　　五十肩，又稱沾黏性關節囊炎。看名字，就知道它好發在 50 歲左右的人身上。為什麼會好發在 50 歲左右的人身上呢？因為那個年紀的人荷爾蒙會出現大規模的變化，男性和女性都正在經歷更年期。

　　就像更年期女性荷爾蒙減少時，結締組織變薄，會出現乾眼症、陰道偏乾一樣[116]。由於產出關節滑液的滑液膜上，也有相同的女性荷爾蒙接收器，所以當女性荷爾蒙減少時，滑液膜也同時會變薄，導致關節滑液的產出量也會因此減少[117][118]。

　　關節滑液的主要工作，就是像我們車子裡零件要運作時需要機油那樣，能幫助軟骨潤滑，關節滑液夠多，軟骨和軟骨在運動時，才不會因摩擦過度而受傷。當關節滑液減少了

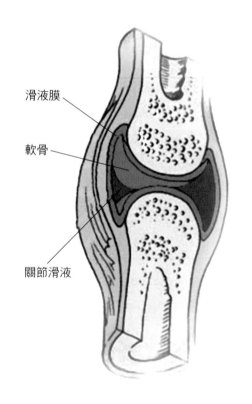

滑液膜

軟骨

關節滑液

這就是關節腔，腔，就像是山洞一樣，在這個洞中，我們可以看到關節中的滑液膜、軟骨，與關節滑液對應的位置（圖片來源：維基百科 https://goo.gl/cSis4h）。

（比較乾），我們在動作時，軟骨和軟骨間的摩擦就會變得很大，摩擦久了，整個關節腔就要發炎、腫起來。發炎後身體嘗試要修復，就會出現疤痕，那些疤，就是所謂的沾黏[119]。

如果這個沾黏的地點，是發生在肩膀的這兩大關節上，就可能壓到從這裡穿過的神經，造成疼痛，而限制了肩膀活動的範圍，這就形成了五十肩。

如何遠離五十肩？

● 根治飲食

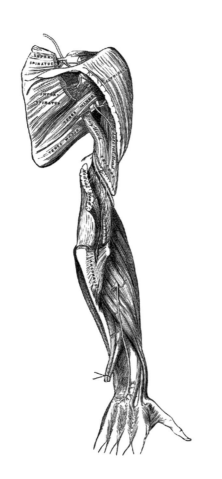

黃色部分就是貫穿肩膀關節與整條手臂的肩胛神經（作者：Henry Vandyke Carter）。

既然五十肩跟荷爾蒙的變化有密切關係，那麼飲食中最要注意的，就是不震盪血糖，以免傷到腎上腺先生。如果腎上腺先生因為血糖震盪而受傷了，整條內分泌系統都要被拖下水，包括性腺在內。

女性如果腎上腺先生受傷，經歷更年期時就會更慘，因為腎上腺那時還要多接一個工作，就是產出女性荷爾蒙。如果腎上腺太累了，女性荷爾蒙的產出量就會不足；女性荷爾蒙一不足，就到處乾，包括關節在內。

你會問，男性咧？男性又不停經，怎會女性荷爾蒙不足？不要忘了，男性身體裡也有女性荷爾蒙，

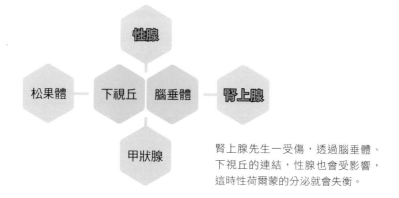

腎上腺先生一受傷，透過腦垂體、
下視丘的連結，性腺也會受影響，
這時性荷爾蒙的分泌就會失衡。

而男性體內的女性荷爾蒙是靠芳香酶這個酵素，去用男性荷爾蒙轉化的。

還記得男性也有更年期嗎？男性更年期時，男性荷爾蒙會在男性身體裡大大下降，男性荷爾蒙不足時，芳香酶就變不出足量的女性荷爾蒙啦！

● 補充魚肝油或亞麻仁籽油

魚肝油、亞麻仁籽油能幫助消炎（參見 217 頁）。

讓你遠離五十肩、關節炎的輪轉運動，請參見：
https://goo.gl/o45cd5

● 適度活動

透過身體的活動，關節滑液能擠出，因此身體活動對關節的潤滑有關鍵性的作用。而通過輪轉型的運動，就能促進軟骨藉關節滑液取得營養[120]。

甩手功對這類關節問題，也很有效用。

這就是為什麼常常在我們活動量增加後，關節疼痛反而減少了。許多人坐在電腦前打字過久，肩膀長時間沒有任何活動，如果那個部位正在發炎，修復時結疤，結疤時如果關節部分活動不足，就非常容易在這時時造成沾黏。

但是，我要特別提醒，活動也要適度，過量或劇烈的

運動，是很可能會傷到關節的。所以，運動和吃飯一樣，「剛剛好」才是王道。如果你覺得過累，聽自己身體的話，累了就停，慢慢累積肌肉的耐力。

● 中醫針撥

在我營養諮商的經驗中，發現任何沾黏性的問題，最能有效及快速減輕症狀的，就是中醫的針撥。通常我會建議病患，先去找一個好的中醫做針撥，把沾黏先解開。解開後能夠活動了，再同時施行根治飲食，協助消炎，以及適度的活動肩膀。要特別提醒的是，針撥當下會非常痛。

想知道
更多

什麼時間運動最好？請參見：https://goo.gl/1rrgvq

健康 TIPS

運動與飲食

不同類型的運動，有不同的飲食注意事項：

● 有氧運動

由於有氧運動主要是增進心肌強度，在這個過程中能量會比較快速的流失，所以在有氧運動之前或之後的飲食，都應該是個人根治飲食黃金組合，確保血糖平穩。

● 重力運動

由於重力運動主要是訓練四肢肌肉的力量，在健肌時，常會先練到肌肉纖維斷裂，待它重建時，就增強了。就因為如此，所以在重力訓練的過程中常會損傷肌肉，因此飲食上應該著重蛋白質的攝取，多攝取肉和蛋。

兩種運動之前和之後半小時內，最好都不要進食。因為運動期間血流全部流向四肢，消化道裡血流不足，無法消化。在做兩種運動之間，都應時時補水，避免脫水，影響健康。

34 | 肌少症

　　肌少症，顧名思義就是肌肉變少了，這個疾病好發在年紀大的人身上。你會想，肌肉變少又怎樣？肌肉變少是件很嚴重的事，因為肌肉變少了，支持骨骼的最大結構就沒了，這個人就極容易受傷。肌肉變少，肌肉運作就變差了，肌肉不運作，想做什麼都沒辦法做，不能提重物、不能走遠路等等。所以研究發現，肌少症是老人失去行動力和無法獨立生活最大的原因。

肌肉變少的原因

● 血糖震盪

　　還記得這張圖嗎（參見 212 頁）？如果我們的血糖震盪過大，當血糖掉得太低時，由於血糖＝能量，就表示能量太低了。能量太低時，我們就不能只燒脂肪，也同時要燒肌肉才能補足不夠的能量。

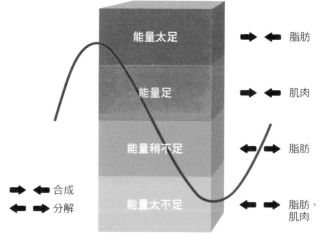

血糖太低時，能量嚴重不足，身體必須要同時燃燒脂肪和肌肉來補足能量。

老人家注重養生，常常三餐都是清淡白粥、地瓜、芋頭、五穀雜糧，飲食組合完全錯誤，造成整日血糖震盪。每一次血糖重重的掉下來時，這個人不只是頭昏眼花，還同時在燃燒肌肉補足能量。

肌少症常見症狀
● 全身疲軟無力
● 無法提起平時常提的東西
● 握不住平時握得住的東西
● 走路變慢，走一點路就很累
● 過瘦而缺乏肌肉

● 消化不良

為什麼健身的人要吃肉、吃蛋？因為我們的肌肉是蛋白質做的，如果蛋白質不夠，肌肉就沒辦法合成。

大部分的老人家不只是肉吃得不夠，他們常常無法消化蛋白質。蛋白質是胃酸廠長在分解的，而人的胃酸是隨著年齡在下降的，因此，老人常常因為胃酸不足而吸收不到蛋白質。蛋白質不夠，肌肉一定不夠。

● 不運動、不活動

我們的身體是一個很有效率的大工廠。意思是，如果這個工廠發現哪個產品賣不掉，就不再製造那個產品了。肌肉也是一樣，如果身體發現我們都沒有在用肌肉，就不製造肌肉了，把省下的營養拿去做別的東西。所以，如果我們都不運動、活動，或使用肌肉，最後一定會流失肌肉。

我們常誤以為「年紀大」就等於「生病」，所以大家都覺得老人應該少提重物、不要做這個、不要做那個，看到樓梯就避、從低的地方站起來怕沒力，什麼都弄得高高的。這樣不只會讓老人覺得自己沒用，也會讓老人的肌肉覺得自己沒用。肌肉一覺得自己沒用，就開始流失了，因為身體要把沒用的東西回收，拿去做別的東西[121]。

如何遠離肌少症？

● 根治飲食

　　用根治震幅血糖檢測法，檢測自己的飲食習慣是否為血糖平穩的飲食，並找到最適合自己的根治飲食黃金組合，確保餐餐不震盪血糖。血糖不震盪，就不會掉得很低，血糖不過低，就不會流失肌肉。

● 照顧好消化

　　上了年紀的人多半少吃肉或蛋白質，很大原因是因為胃酸開始減少，所以老人家每一次吃肉都覺得沒辦法消化（要確保蛋白質消化和吸收完全，參見 31～32 頁）。如果胃酸是因為年紀增長而過低，可以長期服用支援消化的保健食品（參見「附錄：聰明使用保健食品的方法」）。

● 多活動、適量運動

　　如果家裡有上了年紀的人，不要用對待病人的態度對待他們。上了年紀，只是年紀大，並不是「沒用了」。所以，給上了年紀的人做家事的機會，對他們的肌肉訓練是很重要的。肌肉要強健，一定要做重訓，也就是反著地心引力使用肌肉，比如提有重量的東西、走路、爬山、游泳等。重力訓練不但強健肌肉，還同時強健骨頭。

　　活動時，應該各類不同的肌肉都用到。我看日本老人，年紀大依舊睡地鋪，沒人抱怨無法從地上站起來。他們的旅行團到了有樓梯的地方，每個人都往上爬，沒有人老態龍鍾的樣子。我覺得中國人有很多「老人不應該做的活動」的概念，比如人老了不能從低處站起來，人老了不能爬樓梯，人老了不能蹲……因為有這個概念，所以這類活動就做得不夠，久了，那塊肌肉就不夠強，愈不用愈流失，最後就真的從低處站不起來，也無法爬樓梯了。

35 | 癌症

　　德弗札克醫師（Harold Dvorak）說得最好，他說，創傷老是無法痊癒，就會變成腫瘤[122]。早在 1863 年時，菲爾紹醫師（Rudolf Virchow）就已經發現，癌症總是發生在發炎不止的地方。這就是爲什麼以往癌症就叫作「炎症」。

　　發炎，其實是正常痊癒過程的一環，通常可以這麼說，**痊癒＝發炎＋消炎**。發炎腫起來是因爲血管擴張，血管要擴張，是因爲它要讓來修的人可以穿過血管，到受傷的地方做修理的工作。等修好了，就消炎了，也就消腫了。但是，癌症會發生，就是因爲有一個地方一直不停的在發炎[123]。

　　觀察所有的癌症，會發現它們都有很相似的歷程：

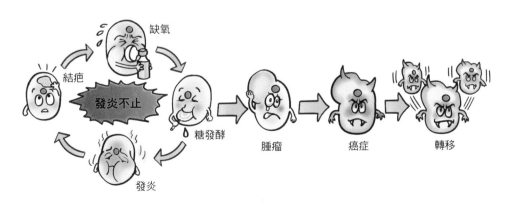

每一個癌症都有很相似的歷程。

先是有個地方受傷，受傷的地方就發炎，那個發炎的地方就結疤，結疤的地方血液到不了，那個地方就缺氧。後來，那個受傷的地方，又再次受傷了，那就再發炎，發炎後就結疤，這次結了疤，疤就增厚了，就更缺氧[124] [125]。

平時，我們的細胞都是有氧呼吸的，在缺氧的時候，細胞就只能用糖發酵去取得能量，這些細胞吃進去的是糖，大出來的是乳酸[126]。這就是為什麼大家都說，酸性體質會得癌症。

你一定會問，為什麼我們會發炎不止呢？

身體發炎不止的原因

1. 病菌感染

如果我們感染了外來的病菌，那個被感染的地方就會一直發炎不止，比如C 型肝炎、B 型肝炎等。有些感染是我們體內本身的菌，但是它繁殖過量，或搬到了它不該住的地方。比如，幽門桿菌在腸道裡住時乖乖的，但是，當它一搬到幽門去時，就要鑽洞搗亂，造成長期的發炎。或者主食是糖的念珠球菌，在我們吃太多含糖食物時，過量繁殖，造成陰道或子宮頸長期發炎[127]。

除此之外，藉由疫苗進入我們身體的病菌，那個人如果免疫系統低下，就殺不死這個病菌，如此一來，這個繼續活在我們體內的病菌，也能夠造成某處的長期發炎[128]。

2. 受傷再受傷

當我們飲食組合不正確造成血糖震盪，血變酸，酸血所經之處，能夠啃蝕各地的血管壁，就會引發全身性的發炎。而血糖震盪時，上去時傷胰臟，下來時傷腎上腺，它們一受傷，就要發炎。

除了以上這類生理上的傷之外，我們心理受傷時，如果情緒不能好好的表達

和使用就出不去。負面情緒出不去，就會轉進身體裡，就跟血糖震盪一樣，可以引發全身發炎。

3. 荷爾蒙失衡

荷爾蒙失衡有可能是腺體生產過量或不足，也可能是荷爾蒙無法順利從排毒管道排出，而造成失衡。當荷爾蒙失衡時，荷爾蒙接收器就可能被荷爾蒙過度插入，而開始發炎。例如，經期前後的胸部腫脹、子宮內膜增生、卵巢囊腫等，這些都是發炎徵兆，不可輕視。

4. 菌種失衡

當我們身體裡的菌種失衡時，常常會引發長期發炎，比如支氣管長期發炎（氣喘），比如腸道長期發炎（腸躁症），或比如腸漏引發過敏（鼻炎、皮膚病）等。這些都是發炎不止的症狀，不可輕視。

5. 藥物的副作用或後遺症

有些藥物吃了雖然治療一邊，卻傷了另一邊。

比如，為了要預防心血管堵塞（記得它是血管壁受傷發炎造成堵塞嗎？參見 72～75 頁），因此想消炎，就長期服用阿司匹靈這類消炎藥物。但是，這樣的藥物，其實是會讓胃壁受傷的，長期服用，胃壁就可能會長期發炎[129]。

又比如，用來強力消炎的類固醇藥物，這類藥物能夠立即消炎的原因是，它能馬上讓血管收縮（還記得發炎痊癒過程時，血管會擴張嗎），它一收縮，就消炎了。但是，當你不用它時，卻會有戒斷反應，而它的戒斷反應，

有關過敏、皮膚病、氣喘、鼻炎，請參見：https://goo.gl/n6kTP8

戒斷類固醇藥物的真實案例，請參見：https://goo.gl/P989UY

就是血管更強力的擴張，那就是更嚴重的發炎。因此，使用這類藥物，就會引發下一波的發炎[130]。

再舉個例子，是抑制胃酸的藥物。抑制胃酸的藥把胃酸廠長綁在家裡，讓他不能到消化工廠上班。當他不能上班時，就不能把膽汁和胰液放出來。胰液回流到胰臟，刺激它發炎[131]。而膽汁出不來，造成膽汁滯留，很可能會引發膽結石[132]。

如何遠離炎症和癌症？

● 根治飲食

想要解除系統性的全身發炎，最保險的方法就是平衡血糖，不讓血糖一下高一下低。如果血糖不過高，酸血就不會傷害血管壁，血管不受傷，就不會發炎了。所以，用根治震幅血糖檢測法老老實實的測血糖、修正飲食組合，是預防炎症最好的方法。

想知道更多

作者在新希望華人癌症關懷基金會專題演講，講題為「食物與癌症的關係」，請參見：https://goo.gl/RqKu8R

● 適時補水

有血就有氧，而血漿裡 91.4% 都是水，所以想要全身充滿氧，就一定要喝夠水。喝水時最好按渴覺中心告訴你的訊息去喝，渴了才喝、不渴不喝，就能喝水喝得剛剛好（參見 19 頁）。

● 注意排毒管道的暢通

排毒管道必須暢通，荷爾蒙的分解排出才能順利。如此一來才不會有過量荷爾蒙循環體內，導致荷爾蒙的接收器發炎不止（確保排毒順暢，參見 49 頁）。

在壓力大、飲食失調、酒精攝取量大時，或是荷爾

蒙出現比較大的變化時（更年期、青春期、經期），可以服用肝膽腎的保健食品支援（參見「附錄：聰明使用保健食品的方法」）。

● 適度運動

大家都覺得運動好健康，所以都拚命運動，但是，過與不及都是失衡的。適度運動有益身心，但過度運動卻有害身心。我們過度運動時，會很明顯的出現上氣不接下氣的情況，那就是血氧含量已經開始減少了。氧氣不足，在體內是件大事，這時你應該把運動的腳步放慢，讓血氧含量回升，回升後再加速運動。

我們一直都被教育要挑戰自己才是成功。其實，成功不能帶來健康，但想成功沒有健康一定不行。想要健康，不能老是壓抑自己的感覺過度操練身體；想要健康，一定要懂得聆聽身體的聲音。

● 懂得表達情緒

大部分的癌症病患都不只有生理上的創傷，他們也都有心理上的創傷沒有解決。有一種人，就是有情緒但都不講，情緒沒處跑，只能往身體鑽，那就是壓力。這種壓力能夠很真實的刺激腎上腺，讓你的血糖保持高升，高升的血糖能夠引發系統性的發炎。

所以，如果你是那種什麼都憋著不講的人，應該要開始學習適時的表達情緒，不要一直壓抑。

● 分清楚自己界線和他人界線

除了有情緒都不講的人，另一種很容易有壓力的人，就是分不清自己界線該在哪裡停，和他人界線從哪裡開始的人。這種人把其他人的界線當作自己的，所以人家做什

想知道
更多

作者在新希望華人癌症關懷基金會專題演講，講題為「情緒與癌症的關係」，請參見：https://goo.gl/NyhNYn

麼事，只要方法跟自己不同、喜好跟自己不同，他都要大大的生氣。這個氣最終一定會是大壓力，因為我們無法改變別人界線裡的事。別人的喜好、別人做事的方法、別人在想什麼，我們的力量再大，也無法改變。別人一定天天都會跟我們不同，我們既無法改變，又要不停想改變，這個衝突就會是極大且持續的壓力。壓力一持久，就會發炎不止[133]。

● 移除發炎來源

如果你的三酸甘油酯和膽固醇同時升高，表示一定有哪裡在發炎，絕對不要輕忽。請一定要找出發炎的根源，找到發炎的原因，再移除發炎的原因。

● 重視症狀，體檢報告要能觀察趨勢

我們常常忙著做很多事，卻不記得要觀察自己的身體狀況。很多人不注意自己的身體，因為他們想，反正體檢的時候，醫生會說我的身體情況如何。如果你要等一年一次或一年兩次的時候才知道自己的身體狀況，而在兩次檢查之間身體哪裡出問題，或需要支援，你就會因為沒注意而讓症狀滑過去，到病得很重了才知道。

想知道更多

吃肉會得癌症，真的嗎？請參見：https://goo.gl/XhYckg

再來，我看很多人拿體檢報告，根本不看就扔在那裡。我問他們體檢報告指數，一問三不知，好像那不是他的身體一樣。我就問，那你做體檢要做什麼，他們回答：看看有沒有癌症？這哪叫預防，這根本是在等著被宣判。

拿到了體檢報告，要有習慣觀察趨勢。即使所有指標都在正常範圍內，但如果發現有一個指數一直在升高或是哪一個指數已經降出正常範圍了，那你就要注意，開始偵察，到底問題出在哪裡？比如，血糖指數和腎臟指數都沒超標，但是它們過去三年來卻不斷上升，就要開始檢查一

下，自己的飲食裡糖分是不是吃太多了。

● 常用唾液測試檢測身體酸鹼

我們的唾液能反應血液的酸鹼，所以用唾液酸鹼測試，就能夠了解血液酸鹼。正常的血液 pH 值是 7.35～7.45，而正常的唾液 pH 值是 6.2～7.4，我覺得這個範圍有點大，我通常讓自己的唾液 pH 值保持在 6.8～7.4。如果你的唾液 pH 值已經進入 5 或小於 5，那你的體質就過酸，要注意了。

唾液試紙使用方便且簡易，使用唾液測試時，把試紙放進嘴裡用唾液沾溼後，一拿出來要馬上比對盒子上的顏色，要不然測試的顏色很快就會變了。多做幾次唾液測試就會發現，吃太多菜、吃太多肉或是吃太多澱粉，唾液酸鹼都不會理想，只有飲食均衡時，唾液酸鹼才可能落在對的範圍內。

健康 TIPS

化療時補充的保健食品

如果你已經得了癌症，正要化療，那麼此時支援身體的重點，應該是讓它能順利取得全面的營養，以及能夠順利的排出廢物，再來就是要減糖。但是，全面的營養最好是從原形食物攝取，而不是從加工食品取得。

原形食物就是那些你還看得出來它原本長什麼樣子的東西，而加工食品是你已經看不出原來的樣子了。比如，牛排是原形食物，熱狗則是加工食品。橘子是原形食物，但橘子汁是加工過一次的食品。五穀雜糧是原形食物，但五穀雜糧粉則是加工食品。

記得，加工食品內添加了許多糖或防腐劑，甚至色素，那些都不是身體需要的，不只如此，它還可能會傷害身體。比如癌症病患很愛喝的營養素，添加了很多糖，更不用提色素和防腐劑了。

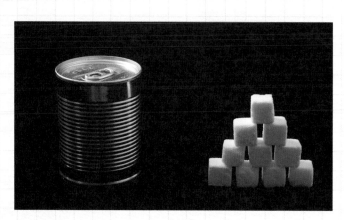

1 罐 237 ml 的營養素含糖量＝10 顆方糖（作者提供）。

　　癌症病患飲食的第一個目標是減糖，因為癌細胞吃的是糖。第二個目標是盡量吸收全面的營養，主要原因是我們希望好細胞能壯大。如果癌症病患的飲食能讓好細胞壯大，同時讓癌細胞餓死，這場仗打贏的勝算就要大很多。

癌症病患的食療保健要點

1. 支援消化

　　要全面吸收營養，分解食物的消化工廠就扮演很重要的角色，胃酸和酵素都要足夠，才可能完全消化完畢，吸收到這些食物裡美好的營養。所以，我通常建議化療中的病患，至少一定要使用胃酸支援消化，因為胃酸廠長就是整個消化工廠的關鍵。

　　胃酸除了能有效分解食物外也能促進食欲，這就是為什麼所有的開胃菜都是酸的。化療期間的人，胃口都會比較不好，以酸開胃就變得很重要（參見「附錄：聰明使用保健食品的方法」）。

2. 支援排毒管道

由於化療是以毒攻毒的概念，所以進去的毒一定要出來，好細胞在取得營養後，才有喘氣的機會。這就是為什麼化療病患規律的排尿排便是非常重要的。這個時候，除了服用支援肝膽腎排毒管道的保健食品、勤補水外，也能夠每日加一點洋車前籽在飲用水裡。洋車前籽吸滿水便會膨脹，含有豐富的天然纖維，能夠有效幫助排便清空大腸。記得，洋車前籽泡水時，要等它完全膨脹，這樣喝了才有效（參見「附錄：聰明使用保健食品的方法」）。

癌症病患該怎麼吃？請參見：https://goo.gl/78XoRw

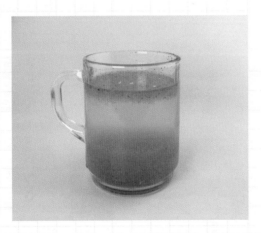

洋車前籽泡水 10 分鐘，完全吸水膨脹後再喝，效果比較好（作者提供）。

DIY 營養豐富的癌症代餐，請參見：https://goo.gl/8UcT65

切記，如果不先修正飲食，讓血糖平穩，那肝臟就得疲於奔命的調整血糖，根本沒有餘力排毒。反之，如果你的血糖是平穩的，肝臟就可以時刻排毒。

3. 支援腎上腺

由於腎上腺先生與免疫系統的命運是緊扣相連的，所以支援腎上腺先生，讓他平衡，免疫系統才不會亢進或機能減退，能夠敏感的偵測到突變的癌細胞，把它吃掉排除。因此，在化療期間支援腎上腺先生是很重要的（參見「附錄：聰明使用保健食品的方法」）。

4. 用身體最認得的方法補充維他命

肝臟裡的排毒（毒就是所有我們不需要的東西）分兩個階段，在第一個階段裡，我們可以看到它所需要的營養元素裡，第一個就是維他命 B。

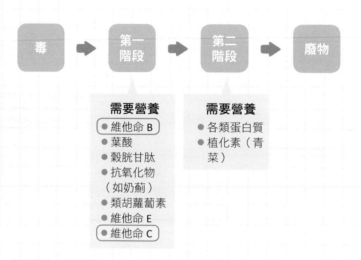

肝臟排毒分兩個階段，每一個階段都需要營養元素結合毒素，第一階段重要的營養元素就是維他命 B 和維他命 C。

很多人就會想，那我就吃維他命 B 錠好了。但是，吸收維他命 B 最天然的方法，其實不是吃進來的。我們體內最大宗的維他命 B，其實是跟我們有寄生關係的益生菌代謝出來的。比如，吃纖維的菌吃進纖維後，

大出維他命 B，我們就在腸道裡吸收了這個美好的營養去使用。因為我們習慣這樣由內部吸收，所以外來合成的維他命 B 我們吸收的情況很糟。因此建議服用啤酒酵母菌。啤酒酵母菌的菌在代謝出維他命 B 時被凍結起來，所以它含帶的維他命 B 群是菌本身製造的，是我們身體最認得的，吸收效果好很多。啤酒酵母菌有粉狀的也有錠狀的，看你喜歡哪一種。粉狀的啤酒酵母菌可以和洋車前籽一起泡進開水喝。

除了啤酒酵母菌外，同時建議在化療時服用複合式維他命 C。維他命 C 不只在排毒時會用到，它對於提升免疫力也有決定性的影響。記得要選擇複合式的維他命，也就是包含生物類黃酮的維他命 C，要不然單補充維他命 C 會流失其他營養元素。

切記，這些市售維他命 C 多是人工合成的，跟天然的還是有所不同，如果化療停止，這類維他命 C 也應同時停止使用。如果你對天然維他命 C 西印度櫻桃不會上火，那建議使用這類維他命 C。

想知道更多

癌症——不再絕望的兩個字，請參見：https://goo.gl/zW5hjt

大腸癌的預防重點，請參見：https://goo.gl/x7FRtt

得了乳癌真的要割除乳房才安全嗎？請參見：https://goo.gl/D5Jb6k

36 | 自體免疫系統疾病

常見的自體免疫系統疾病	
● 狼瘡	● 類風溼性關節炎
● 第一型糖尿病	● 格雷夫斯病
● 僵直性關節炎	● 多發性硬化症
● 僵直性脊椎炎	● 橋本氏甲狀腺炎

想知道更多

有關自體免疫系統問題，請參見：https://goo.gl/zaL1EU

自體免疫系統問題到底是出在哪裡？它的問題就出在，我們的免疫系統開始亢進，不只攻擊外來的敵人，還攻擊自身的器官。它可能發生在身體任何一個部位，這就是為什麼現在列為自體免疫系統的疾病已經近百種。

由於我們對自體免疫系統疾病的了解不多，目前的共識是，它們都是長期發炎引發的。我們會發炎，多半是有外來入侵的病菌，或是身體有創傷。發炎的過程都是一樣的：血管擴張，形成紅腫，擴張的血管是為了要讓免疫大軍容易通過，才能到有敵人的地方或受創傷的地方去殺敵或修復。

當我們發炎時血管擴張，能讓血管擴大 4 倍，所以發炎的地方會腫起來。

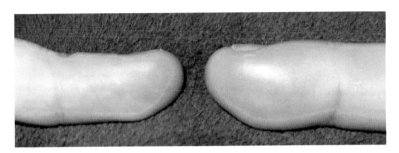

同一個人的兩根左右無名指，右邊是發炎的、左邊是沒有發炎的（作者：
DRosenbach, 2009）。

　　外來入侵的敵人消滅了，傷口一癒合，就應該自動消炎了。但是，如果它沒
有消炎，而持續發炎，就變成了慢性發炎。當我們發炎時，身體要動用到很多荷
爾蒙去做修復、消炎的工作。如果發炎的時間拖長了，變成慢性發炎，那我們的
荷爾蒙就可能開始失衡[134]。

　　我們的荷爾蒙部門，是跟神經部門、免疫部門綁在一起的[135]。

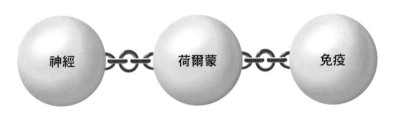

荷爾蒙、神經、免疫部門其實是互相影響的。

　　也就是說，荷爾蒙部門要是有什麼變動，免疫部門也會受到牽連。

　　我們都知道，荷爾蒙部門失衡過久，要不就是亢進，要不就是機能減退（像
甲狀腺那樣）。由於免疫部門能夠被荷爾蒙部門牽連，所以當荷爾蒙部門亢進或
機能減退時，免疫部門也可能會發生亢進或機能減退的情況。當免疫部門亢進

時，就有可能會開始攻擊自己人。

你會問，我們好好的，又沒感染、又沒被打、又沒割傷，爲什麼會開始慢性發炎呢？其實，沒有被外面的病菌感染、沒有外傷，不表示我們體內的菌沒有失衡，也不表示我們沒有內傷。

比如，一個人三餐都飲食組合錯誤，早餐五穀粉沖泡飲品、午餐一大碗麵沒什麼蛋白質、晚餐只吃沙拉和水果，三餐都血糖上升、三餐都酸血啃蝕血管壁，這個人就可能三餐都內傷。三餐都內傷，就三餐都發炎。如果這個人天天這樣吃，就天天內傷、天天發炎，身體一直來不及修復反覆受傷的血管壁，就沒有辦法消炎，因爲它每天都有新的傷，這樣就會演變成慢性發炎[136]。

或者，我們自己身上的菌失衡，導致發炎。最外顯的例子莫過於頭皮屑。因爲頭皮油脂分泌過量，吃油的秕糠馬拉癬菌的食物就變多了，這種菌就跟著過量。當任何一種菌繁殖過量時，生態就不平衡了，這時就能導致發炎，頭皮因爲發炎而變得很癢。不只是頭皮可能出現這樣的現象，全身有菌的地方也都可能會有這種菌繁殖過量的感染，像是口腔、腸道、肺部等等。這類感染如果不導正，多是長長久久的，就引發了慢性發炎。

另一種情況是有病菌藉由疫苗進入我們的身體，那個人如果免疫系統失衡，這個病菌就一直殺不死，如此一來，這個繼續活在我們體內的病菌，也能夠造成慢性發炎[137]。

常被忽略的慢性發炎

● 消化

在現代緊張的生活裡，多數人的胃酸都不夠，胃酸廠長是消化之首，他不夠，消化不完全的蛋白質最後就變成腐屍。腐屍日日經過消化道，就會造成消化道發炎。或者這些腐屍會影響腸道的菌。你想想，你如果住在遍地都是腐屍的地

方，那裡生態是不是一定會有問題？腸道也一樣，沒有消化完的腐屍，能夠直接影響腸菌的生態平衡，腸菌生態一失衡，消化道就容易發炎。胃酸不足也可能招來幽門桿菌在幽門繁殖，幽門桿菌在幽門造成的破壞，也會引發慢性發炎。

如果這些問題不導正，這些發炎就會長長久久，演變成腸道的慢性發炎。要記得，消化道發炎不見得只會有消化症狀，它還可能會出現過敏症狀。

● 關節

關節疼痛，很可能是骨骼不正、咬合不正引起的，也可能是尿酸結晶卡住引起的，亦可能是荷爾蒙變化引起的（參見 161～162 頁）。如果我們不根本性的查出到底是什麼原因讓關節疼痛，就只是靠貼這個、搽那個去減緩症狀，這個炎就消不下來，最後演變成慢性發炎。

● 牙齒

很多人牙齒不好，就放任它蛀到爛。或是牙套不合，也不去處理。要不然就是植牙過深，一直發炎。這些微量發炎不會要命，所以大家不太重視。但是，牙齒發炎其實是警訊，不應忽視。更不用說，牙齒發炎會造成咬東西的困難，間接影響到消化，可能引發消化道的慢性發炎。

● 人際關係

你沒看錯，這裡寫的是「人際關係」。你會問，人際關係怎會導致發炎？人際關係其實能讓你全身發炎。在一個人際關係裡，如果有人越你的界線，你出現情緒。那個情緒是在告訴你，你該起身去做改變。但是，如果你什麼都不做，那個越你界線的人，最終還是要再越過來，因為上次他越界你沒講，你不講出來，關係不會有所改變。最後，你一直不講，或是講的方法沒效果，這個人就會一直踩進來。你的情緒就是你的感覺，我們被踩久了，就會從痛到麻，到最後就沒感

覺。到那個時候，你的情緒出不來，就只好往你身體裡鑽。

情緒一進入身體，就好像緊張時會心跳加速那樣，它能夠轉變成荷爾蒙，影響全身的器官。如果，你天天生活在這個緊張的關係裡，荷爾蒙就會日日受刺激影響。還記得，荷爾蒙部門能夠牽動免疫部門嗎？如果你有情緒，卻一直選擇不表達情緒，這個受傷的人際關係就要開始發炎。如果你日日都選擇不表達情緒，你的人際關係就開始慢性發炎。情緒無處可去，不停的鑽進身體裡影響荷爾蒙，這個人際關係的慢性發炎就會把荷爾蒙拖垮。荷爾蒙一倒台，跟荷爾蒙部門綁在一起的免疫部門也就被牽連。

所以，正在發炎的人際關係，能夠真實的影響你的身體是否發炎。這不是情緒的錯，這是情緒沒有適度、有效表達的錯（參見《守衛你的情緒界線》）。

當身體的某個地方慢性發炎，這個長長久久的發炎，就好像訂單像雪花般不停的飄進免疫部門一樣。免疫部門接到這些維修訂單，忙得天翻地覆。免疫部門亂了陣腳，當它亢進時，就可能造成自體免疫系統問題。而最後免疫部門完全累垮時，它就機能減退了。到那個時候，不管有什麼病菌，或是哪裡發炎到細胞突變，免疫部門的人都抓不到了。細胞突變抓不到，突變的細胞不停的繁殖，很可能變成腫瘤、變成癌症[138][139]。

除此之外，另一個自體免疫系統的疾病根源，很可能是藥物引發的。

比如，有一篇 1969 年發表的研究，認為類固醇藥物能引發膠原蛋白疾病（結締組織病）[140]。在 1969 年時期，醫界對類固醇的使用非常小心，因為他們知道這類藥物強大的副作用。但是，在 1995 年所發表的一份研究中，卻認為膠原蛋白疾病就是自體免疫系統疾病[141]。有矛盾的並不是膠原蛋白疾病被歸類成哪一種疾病，有衝突的是，自體免疫系統疾病治療方式幾乎清一色是使用類固醇藥物。1969 年時說這些疾病可能是類固醇藥物引發的，到了 1995 年卻說要治療這類疾病只能使用類固醇藥物。也就是說，我們正在使用能讓這個疾病變得更嚴重的藥物[142]？

類固醇藥物常見副作用

- 焦慮、躁鬱、憂鬱
- 高血壓 / 低血壓
- 胰島素阻抗、糖尿病
- 性功能失調
- 骨質疏鬆
- 消化道功能減退
- 白內障

- 免疫力降低、易受感染、容易感冒
- 皮膚、表皮變薄
- 肌肉變形
- 腰腹部位肥胖
- 食欲無法掌控
- 拉肚子 / 便祕

- 皮膚變暗
- 體重一直往下掉
- 甲狀腺亢進或機能減退
- 腎上腺衰退

類固醇藥物長期使用能造成多種營養元素的流失[143] [144] [145]

流失的營養元素	健康問題
硒（重要抗氧化物質）	癌症、心臟病、老化加速
鉻	血糖問題、胰島素阻抗、高血脂
鈣	骨質疏鬆、肌肉無力
鉀	心律不整、反射遲緩、疲倦、持續口渴、水腫、便祕、精神混亂、神經問題
鎂	氣喘、心律不整、抽筋、骨質疏鬆、月經症候群
維生素 D	骨骼肌肉問題
維生素 C	容易瘀青、免疫力低下、傷口癒合不易
維生素 A	免疫力下降、發炎不止、腸道膜與呼吸道出問題、皮膚問題、視力問題
維生素 B12	貧血、心臟病、精神不振、虛弱、神經結構出問題
葉酸	先天性缺陷、心臟問題、子宮頸病變

想知道
更多

有關類固醇藥物上癮與戒斷反應的問答，可參考這個影片。從13:50起可以看到類固醇的戒斷反應：https://goo.gl/HYjrTP

類風濕性關節炎該怎麼吃？請參見：https://goo.gl/QT81wn

該怎麼吃才能開啟身體的自癒能力？請參見：https://goo.gl/vrRLw1

　　類固醇藥物會被選做自體免疫系統疾病的指定藥物，是因為它能快速的讓血管收縮。

　　還記得發炎時血管會擴張嗎？自體免疫系統疾病發病時都是在大發炎，使用類固醇藥物時，血管被強力收縮，所以一下子就消炎了。問題是，當你不使用這個藥物時，它的戒斷反應就是血管強力擴張。也就是說，你一停藥，身體就要大發炎。現在你想把這個大發炎壓下來，就要使用更多的類固醇藥物，這就是我們所謂的類固醇上癮[146]。

如何遠離自體免疫系統疾病？

● 根治飲食

　　我們的飲食組合一錯誤，血糖就會升高，血就會變酸，酸血會到處啃蝕血管壁，造成系統性的發炎[147]。如果一直吃錯，短暫的發炎可能演變成慢性發炎，引發疾病。所以，確實的以根治震幅血糖檢測法檢測，才能了解到底該怎麼組合飲食，才不會持續系統性的發炎。

● 找到發炎根源

　　如果你一直有消化症狀，或一直關節疼痛，或一直有牙齒症狀，或人際關係搞得不好，千萬不要忽視它。你要把為什麼會發生這些症狀的原因找出來，然後改善根本發炎的原因，才能根除慢性發炎。

● 補充魚肝油 / 亞麻仁籽油

　　魚肝油和亞麻仁籽油裡都有豐富的 Omega 3，能幫助消炎，所以當你有慢性發炎或自體免疫系統疾病時，魚肝油或亞麻仁籽油對身體是很必要的協助。

　　切記，如果你並沒有 Omega 3 的不足，卻過量攝取 Omega 3，就會造成 Omega 6 的流失。所以，當你的症狀已經消失了，就應該停止服用本來在支援的保健食品。

● 了解藥物影響

　　我們的身體不會隨便犯錯，它會發炎一定有原因，如果它一直發炎而後變成慢性發炎，就表示它要修或要殺的東西一直沒有修好或消除。如果你吃了藥讓它暫時消炎，就只是在掩蓋症狀；等到你一停藥，原本會讓它發炎的問題還是存在，仍然會繼續發炎。

　　所以，我們都應該要了解自己服用的藥物對健康有什麼影響，才能做出正確的健康抉擇。

想知道更多

劣質油品能引發自體免疫系統疾病，請參見：https://goo.gl/rt6EcQ

〔讀者經驗分享〕根治飲食後，自體免疫系統疾病得到改善。請參見：https://goo.gl/xRqSqh

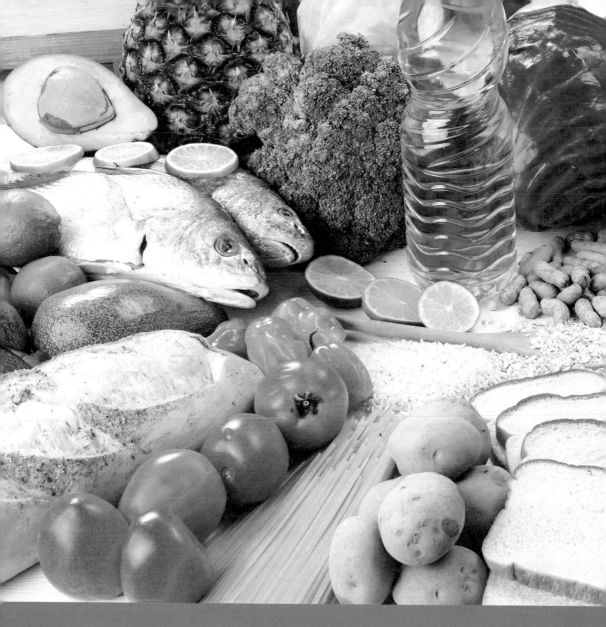

PART
3

預防
是最好的養生之道

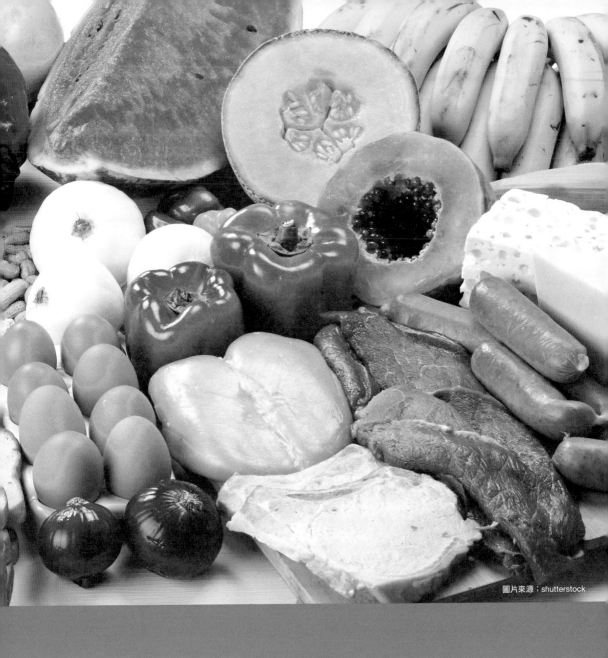

預防疾病的方法不能偏激，因為身體的最佳運作跟成績不一樣，並不是「愈高愈好」或「愈低愈好」，而是「剛剛好」才好。

　　所以，最好的疾病預防不是「綁頭巾拚了」的心態，而是靜心微調飲食與生活習慣，給身體最好的平衡環境。

　　任何平衡的預防保養，都一定要從飲食做起，因為食物的營養就是健康身體和心理的基礎。所有食物裡複雜、全面的營養，沒有任何保健食品能夠替代。所以，要補充身體所需，長期保養某一個系統或部位，最安全有效的方法就是食療。

　　除了營養外，預防保養的第二道防線，一定始於建立良好習慣。預防保養的第三道防線，則是定期檢測和適當使用保健食品支援比較弱或是有症狀的功能。

1 | 預防勝於治療

　　人年紀輕的時候，處於衝刺階段，多數不注重保養。等到開始有病跟醫生領藥時，才警覺必須要有所改變了。問題是，這時大家所做的生活與飲食修正，不是少油少鹽，就是過度運動，一副就是人被嚇到時所採取的偏激調整手段，反而把健康推向深淵，愈來愈失衡。

　　其實，預防疾病的方法不能偏激，因為身體的最佳運作跟成績不一樣，並不是「愈高愈好」或「愈低愈好」，而是「剛剛好」才好。

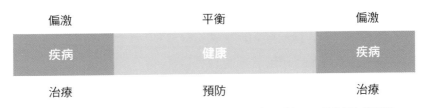

要預防疾病、得到健康，就不能採取偏激的飲食和生活手段，而是盡量取得平衡。

　　偏激，就一定生病。比如，有很多人吃東西從不忌口，大魚大肉、薯條漢堡、洋芋片、冰淇淋、珍珠奶茶不離手，從不吃青菜水果，也不喝白開水。等到檢查出病的時候，這個人就從一邊直接盪到另一邊：現在開始什麼肉都不吃、什麼零食也不吃，每天少油少鹽，不敢吃炸的、不敢吃烤的，每天規定自己要喝多少水。這樣的調整，也是偏激，只是它是盪到了另一邊。這個人會在一開始這樣

偏激調整時，健檢指數開始落進正常範圍，他就覺得這是對的方法，就更偏激的限制自己。久而久之，身體缺乏某些營養，或是某些營養過剩，健檢指數就開始往另一邊走，出現其他的疾病。

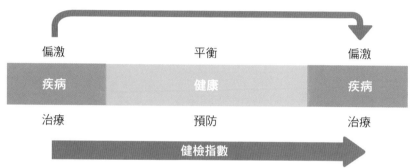

從一邊的偏激做法，調整到另一邊的偏激做法，健檢指數會先進入正常範圍，然後慢慢的又移向疾病的方向。

其實，他當初在調整飲食時，只需要往中間走，不需要往另一邊衝。比如，他可以減少糖分攝取，除了吃肉外也加入青菜，白開水多一點、飲料少一點，這樣的調整比較趨向均衡，攝取到的營養就比較全面，不會哪個太多或哪個太少，最後，健檢指數就會反映身體歸於平衡的狀態。

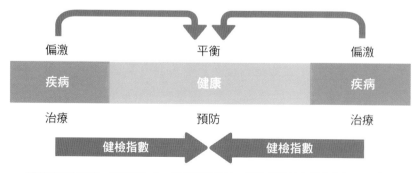

調整時往中間走，以均衡為主，不採偏激做法，健檢指數就會跟著落在平衡點。

　　所以，最好的疾病預防不是「綁頭巾拚了」的心態，而是靜心微調飲食與生活習慣，給身體最好的平衡環境。失衡是常態，但要怎麼把失衡的狀態調整回來，那是一種心態。中國人說中庸之道，眞是沒有錯，不偏不倚、折衷調和的處事態度，是置身於這個混亂不已、變動巨大的時代，最需要的一種健康心態。

　　帶著中庸的心態，我們能夠養成「預防勝於治療」的生活飲食好習慣。習慣，是那些我們不經思考就去做的事，所以它的力量強大。以下，是我在營養與心理諮商經驗中觀察與發現到最能支援健康的生活飲食好習慣：

「預防勝於治療」的生活飲食好習慣

● 早睡早起

　　我會把早睡早起放在第一個，是因爲大家都是愈睡愈晚。

　　身體裡大多數的維修，是在我們睡覺時才能啓動，而它的運行是跟著太陽走的。所以我們愈晚睡，身體能夠維修的時間就愈短。人到中老年後已經不再成長，所以中老年人最大的優勢就是來自於維修。就好像一部中古車，如果能花心思保養維修，性能就不比新車差。而人體的維修，只能發生在睡覺的時候。

　　人上了年紀後，所需要的睡眠開始減少，但是，睡眠品質是維修成果的關鍵。你會發現，多數早睡早起的人睡眠品質都比那些晚睡晚起的人好，主要原因是它比較符合身體的自然規律，因爲身體的規律就是跟著太陽在走的。

　　一般人會有晚睡的習慣，是年輕的時候養成的。夜深了，因爲一整天工作忙碌，好不容易可以做一點自己想做的事，所以就又拖又撐的，摸來摸去，搞得七晚八晚才睡。但是，這個習慣養成了，身體透支久了，漸漸的就不是這個人不想睡，而是這個人不能睡了，這就是失衡。想要把失衡的情況調整回來，可以參考185～188頁，然後開始管理時間，把所有電子儀器關機的時間提前，給身體足夠的時間休息。

早睡早起的人，維修做得最好，你可以從他的皮膚、活動力、情緒和精神看得出來。

● 投資時間和金錢在飲食上

你投入多少，就會有多少回報，這不是理論，而是定律。我常見病人嫌買肉貴，但買手機和名牌包卻是一點不手軟。

富含蛋白質的食物本來就比較貴，因為它營養價值高呀。你如果不願投資時間和金錢在尋找好食物或烹煮好食物上，就不可能有健康，因為你身體裡全部的化學機能都是食物提供的。這就像加滿好油的車，能跑得比較久一樣。

很多人一見到「好食物」就卻步，他們擔心一定要吃有機的，或是一定要吃哪種方法養大的動物，太貴了買不起。其實，現代的健康你一定買得起，因為，飲食組合正確才是最重要的。如果飲食組合不正確，血糖嚴重震盪，你買的食材再好再貴，一樣要傷身。如果飲食組合正確，血糖是平穩的，吃下去後不要的東西，身體一定排得掉。

重視健康的人，一定會願意花時間和金錢去了解自己吃下去的食物。現在食物供給如此豐富，購買管道如此多元，儲存保鮮方式愈來愈進步，我們沒有理由無法取得健康。

● 注意自己的小便、大便、放屁、血糖情況

我見到健康保養得最好的人，他們注重的，都是最沒有人注意的東西，那就是自己的小便、大便。我的手機一打開，都是病人小便、大便的照片。小便和大便能夠告訴你很重要的消化資訊。如果你常常拉肚子、便祕、大便很黏、大便放屁特別臭、大便裡常有沒消化完的東西（那是什麼東西？），這些，都告訴你消化道有哪裡不對勁。

如果消化不對，你不管吃得多好，也吸收不到營養。營養沒有吸收到，就等

於維修工廠沒有零件一樣維修不成，使得本來舊的東西就要壞，本來壞的東西就要敗。

重視健康的人也會注意自己小便的顏色和氣味。小便的顏色變得跟平時不一樣了，為什麼？小便的氣味變得跟平時不一樣了，為什麼？小便連著「肝─腎」這條排毒管道，它的變化，能夠決定非常多的身體運作。

預防勝於治療的人，也一定會投資一台血糖機。他會每隔一段時間用根治震幅血糖檢測法檢測，這樣便能夠了解，目前的飲食組合是否適合自己；這樣吃，血糖是否平穩。我們的身體都會隨著年齡、生活壓力而有所變動。三個月前你能吃這麼多澱粉配這麼多肉，過了半年後，這樣的組合很可能會震盪你的血糖。所以，懂得預防保健的人，知道當生命有所變動時，就應該測一下自己吃得對不對。

預防勝於治療的人，不會等到下次看體檢報告時，才知道自己好不好。預防勝於治療的人，都是日日看自己的小便、大便，注意聞自己的屁味。如果哪一天便祕了，這個人會問自己為什麼？壓力大？換環境？還是什麼吃太多了？什麼吃太少了？如果這個人哪天拉肚子，他同樣會問自己怎麼了？如果小便太黃，他會觀察是不是自己水喝太少了？如果他偶爾測血糖時，平時的黃金飲食組合，現在竟然大震盪，那他就會注意自己是不是荷爾蒙有變化？生活壓力有變化？是不是有什麼情緒還沒有表達？

你的小便、大便、屁味、血糖，都是你能夠時時自我檢測的健康指標。如果你跟它們很貼近、如果你很了解它們的變化，就不會等到生病時才開始注意自己的身體。

● 接納自己的感覺和情緒

我們都知道警報器是做什麼用的，它在一有問題出現時就警告你，讓你在還沒釀成大禍前就趕快處理。比如，火災警報器是在一冒煙時就會大響，這樣你就有時間可以滅火或逃命。如果你選擇忽略這個警報器，就可能會丟掉性命。

其實，我們的身體也設有警報器，我們的警報器就是感覺和情緒。但是，我們常常忽略這個警報器提出的警告。常常你已經不舒服了，有症狀、有感覺，卻還是硬撐而不去找原因，你會想，我現在沒時間，明天再處理。或者有人踩了你的界線，你明明有情緒，卻不去溝通，讓這個人下次不再踩進你的界線，你會想，我現在沒時間沒心情，下次他踩進來的時候再說好了。

這種心態，在心理學裡稱為「否定作用」（denial），是一種心理防禦機制。你到底在防禦什麼？在否定什麼呢？否定作用就是你不想面對真相時，否定自己的情緒和感覺。你以為只要否定它，這件事就過去了，就不需要做改變了。

如果我們否定火災警報器，本來只是個一下子就可以滅掉的小火，可能開始蔓延，演變成大火，最後滅不了也逃不掉。否定自己的情緒和感覺，對健康來說也是一樣。本來只是一個小症狀小感覺，卻不去找原因、不去做修正，最後變成了一發不可收拾的疾病。或是，本來只是關係裡的一點小問題，但因為否定情緒，不去溝通，最後變成了無法和解的大問題，這種關係裡的大問題帶給我們的健康壓力，真實且巨大。這些危機本來都可以避免，但是，就因為你習慣否定情緒和感覺，所以災難必然降臨。這不叫預防，這叫逃避。

真正懂得預防勝於治療的人，一定會接納自己的感覺和情緒，因為它們就是我們的警報器。接納了感覺和情緒，這些警訊就會告訴我們問題出在哪裡，接下來要怎麼做。你重視感覺，就會時刻知道身體情況。你重視情緒，就會時刻知道關係狀況。你知道狀況，就會在第一次有這個感覺和情緒時，就注意它、處理它，如此一來，就不會有什麼事情演變成危機。沒有身體危機和關係危機，就沒有健康危險，這才是真正的預防。

● 適度活動和貢獻

退休後的人有兩種人很容易生病：一種是完全不活動、完全不想貢獻的人；另一種是過度運動、樂於貢獻但卻不懂得休息的人。

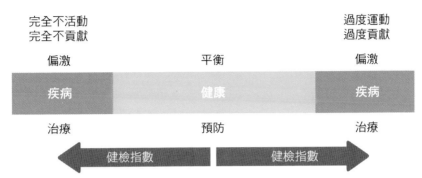

退休後的人，有兩種偏激做法，都會走向疾病、遠離健康。一種是完全不活動、完全不
貢獻；另一種是過度運動，或者貢獻過多，不懂得休息和照顧自己。

　　人要活，就一定要動，勤於活動，是健康的基石。除此之外，我們的心臟要
有理由跳動，我們所做的事情對心來說，一定要是有意義的。因此，即使已經退
休了，每天保持活動，去做對心來說有意義的事情，其實是健康的基石。但是，
我常見退休的人有兩極化的觀念。

　　第一種人覺得自己辛苦了一輩子，所以退休後最好什麼事都不用做、什麼事
都不用管。這樣的人不活動，對於周遭的事一概不貢獻，事情都交給別人管，自
己過著茶來伸手、飯來張口的日子。這樣的生命沒有意義，身體會自動想終結沒
有意義的生命。

　　第二種人積極的想要在中老年後強健身體，所以拚命的運動。忙著上健身
房、跑馬拉松、環島騎車，結果飲食補水反而變得很隨便，覺得只要有運動就健
康，反正吃什麼都可以燒掉。要不然就一天到晚去旅行，飛這裡飛那裡，旅途中
睡覺沒規律，吃東西亂抓，本來沒病的搞出病，本來病好了現在又要病。

　　再來就是那些積極為家庭或弱勢族群貢獻的人。我常見義工為貧困的人送
飯，自己卻吃麵包、泡麵果腹。再不就是在外做善事、做義工奔波忙碌，家裡需
要幫助的地方卻沒時間伸出援手。要不就是阿公阿媽幫忙帶孫子，不懂得量力而
為，自己累出滿身病。這些人在我眼裡，就是偏激不平衡。

人要健康的活著，要動沒有錯；心要有理由跳動，該貢獻沒有錯。但是，我們不該偏激過了頭，為了健康和快樂，動要適量，貢獻也應該排出優先順序。幫助他人前先照顧自己，幫助外人前先幫助自己人。這樣一來，要動要貢獻，才有個平衡，也才可能長保健康快樂。

任何平衡的預防保養，都一定從飲食做起，因為食物的營養就是健康身體和心理的基礎。食物裡複雜、全面的營養，沒有任何保健食品能夠替代。所以，要補充身體所需，長期保養某一個系統或部位，最安全有效的方法就是食療。

此外，預防保養的第二道防線，是建立良好習慣。而預防保養的第三道防線，則是定期檢測和用保健食品支援比較弱或已經有症狀的機能。

2 | 骨關節保養

　　骨骼運作不良，會連帶影響肌肉的運作。而肌肉運作不良，這樣動也痛、那樣動也卡，人的行動自由一定會受到阻礙。但是，我們在日常保養時，往往忽略這個重要系統，通常都是在開始疼痛時，才想起要照顧它。

　　其實，關節不難保養，重點是要常常照顧。

骨關節保養的要點

● 食補

　　所有跟骨頭相關的料理，都有保健骨關節的作用，骨頭湯無疑是補骨之首。任何有關節的骨頭（豬、雞、鴨、魚、牛、羊等）洗淨，待清水煮沸後放進水中，加 1 茶匙的醋或酒，以中到小火滾 1～3 小時，或壓力鍋開始響後滾 0.5～1 小時。這一鍋湯表面的油不要撈出來，它可以隔絕氧氣。熬好的骨頭湯可冷藏 5 天，中間如果再次煮沸，可以延長保存期限，也可以用小玻璃罐分裝冷凍。骨頭湯可以做湯類料理的湯底，可以用來下麵、蒸蛋、煮飯、煮蛋花湯，也可以調味後直接喝。

　　除此之外，任何帶骨的小魚如果能全部吃下去，對補骨也有很大的助益。比如用小魚乾做菜、罐頭的番茄燒鰻、鯖魚等。

● 關節適度活動

關節裡的關節滑液要被擠出，給關節間骨頭足量的潤滑，靠的是關節的活動（參見 220 頁）。所以，如果關節一直不動，比如長時間坐著、站著、頭彎著看電腦、手臂不動長時間打字，都會因為關節液不足、潤滑不夠，使用關節時容易摩擦受傷。因此，久坐工作時要記得常常活動一下手臂，站起來走走，定期做一些伸展運動。

同時不要忘了，活動要適量；活動過量，關節也可能受傷。

● 檢測和保健食品

由於新一代的更年期年齡大都往前移，以往到了 50 歲以後荷爾蒙才會開始變化，新一代的人可能 45 歲就能感受到荷爾蒙開始有變。或者，由於飲食組合錯誤，造成年紀很輕荷爾蒙就開始失衡。因此，建議提早開始檢測骨質，不要等到碰到、撞到、摔到時骨折、骨斷了，才知道自己的骨質已經出問題。

如果骨質已經有問題，最安全的方法就是以骨頭湯食補，同時以根治飲食平穩血糖。也可以補充副甲狀腺的保健食品，因為副甲狀腺是管理血液裡鈣質的大總管。

3 | 視力保健

我們都知道眼睛很重要、視力很重要,但是大多數人都只在孩子成長學習時注意他們視力的保養,卻在工作時長時間盯著電腦讓自己的眼睛過度疲勞。現在大多數人的老化速度變快,一整個世代的老花都在提早降臨。及早照顧眼睛,能夠延緩老化的速度。

視力保健的要點

● 食補

我們都知道葉黃素對眼睛好,但很少人知道,葉黃素含量最高的食物,是蛋黃[148]。由於生蛋黃的消化比熟蛋黃要來得容易,因此烹調時保持蛋黃半生不熟,更能有效吸收裡面的元素。記得,蛋如果要半生不熟的吃或生吃,一定要挑選品質好的蛋,了解自己買的蛋的來源。

要讓蛋黃保持半生不熟的做法有很多,你可以用小火煎蛋,這樣蛋白熟了,蛋黃還沒有熟透。或是把蛋放入小滾的水中,做成水波蛋。或者可以把蛋用電鍋蒸,做成溫泉蛋:將廚房紙巾對摺、整個浸溼,放入電鍋裡,把蛋放在紙巾上。外鍋不放水,直接按下煮飯鍵,電鍋跳起來後,燜上 2～3 分鐘後取出,就是營養美味的溫泉蛋。

半生不熟的蛋,可以放在炒好或涼拌的青菜上,讓蛋黃汁液拌進青菜中。也

可以放在炒飯炒麵上，讓蛋黃汁液拌進飯或麵中，當然也可以佐湯麵、夾三明治、置於煎好的牛排上、放在披薩上。

我們從小就常聽大人說，要多吃魚眼睛才會好，這不是沒有道理的，魚類含有豐富的 Omega 3，因此多吃魚對眼睛是真的很好[149]。由於 Omega 3 是一種很怕光、怕氧和怕熱的油脂，因此魚拿去煎炸比較容易破壞這類油，最能保持這類油不變質的烹調方法，是蒸或燉。而對生態環境最友善的吃魚方法，就是各類魚輪著吃，不要所有人都一直吃同一種魚，才不會造成濫養濫殺的情況。

● 眼睛適度活動

眼睛跟關節一樣，都是可以動的地方。在這些本來設計是可以活動的地方，如果長時間不動，就會出現傷害。所以，長時間盯著螢幕不動，對眼睛來說是很不健康的。記得，在盯著看一個東西時，要養成習慣不時的看看不同距離的地方，讓眼睛休息一下。

● 檢測和保健食品

瞳孔內部能看到身體內部的情況，因此定期檢查時應請醫生放大瞳孔，檢視一下眼睛內部的情況，及早抓到問題。

大家很喜歡補充葉黃素膠囊來保養眼睛，但是，由於葉黃素是油脂類的東西，因此必須要有油脂類的東西混合，一般保健食品中油脂類的膠囊，常用那些已經氧化過的油，吃了反而傷身。我建議葉黃素直接從蛋黃補充，就是最好的眼睛保養食療。

4｜皮膚保養（預防老人斑）

　　皮膚在我們儀容上是最外顯的系統，因此大多數人都很注重皮膚的保養。但是，最常見的錯誤保養方式，就是大量塗抹含有化學成分或荷爾蒙的皮膚保養品，而忽略了在大自然裡，有許多物質都能夠協助我們保養皮膚。

　　除此之外，我們全身上下的表皮（皮膚、腸壁等），其實都有替換更新的能力，只要吃得對，它都有排除舊皮、換新皮的能力。

皮膚保養的要點

● 食補

　　吃皮補皮，想要讓皮膚保持彈性，最好的方法就是食補膠原蛋白。而膠原蛋白最豐富的食物，就是動物的皮。除了把豬皮放進滷肉中去滷到化之外，也可以把豬皮放進湯裡，燉軟後可以拿來涼拌青菜，或是直接蘸醬油吃。豬皮也可以拿來做肉凍：把豬皮加水燉到水可以凝結成凍後，再放入其他肉或蔬菜，趁熱放進耐熱容器，進冰箱冷藏，凝結成凍後，就可以拿出來切塊吃，是一道很美容養顏的料理。除了豬皮外，雞皮也很容易取得，可以拿來炸，代替洋芋片。

● 少在皮膚上塗抹化學物品

　　皮膚是除了腎和膽外的第三大排毒管道，因此，讓毛孔保持暢通是很重要

的。如果我們常常用化學物質從外面去傷害它，比如使用含有重金屬的體香劑，便會傷害到這個重要的排毒管道。因此，最好選用天然物質做的保養品。

同時，盡量接觸天然的水域，比如溫泉，盡可能遠離消毒水很重的游泳池，因為殺菌產品接觸過多，皮膚上的菌種就容易失衡，皮膚菌種一失衡，抵抗蟲菌的能力就降低，皮膚就會不時冒出一些奇怪的疹子。

● 檢測和保健食品

皮膚是我們可以目測的器官，觀察它的情況，常常能夠了解身體的狀況。比如，很多人都以為沒有斑的皮膚、水嫩水嫩才是好的，但是，完全無斑的皮膚，常是因為水腫或肥胖，皮和膚（肉）分離的結果。如果我們能從皮膚上看到粼光（就好像水波的光），表示皮下是水腫的，身體運作沒問題不會水腫，如果有水腫，就要檢查一下腎臟、腎上腺是不是排不掉鹽。

年紀增長皮膚會開始長斑；斑會開始聚集，跟年齡增長血液循環開始減慢有關。這就好像溪裡水流速度減慢時，水裡夾帶的沙石就會開始沉澱一樣。血液循環減慢，皮膚就容易沉澱，血色不足，皮膚看起來就暗。所以，防止斑增長和聚集，可以使用支援肝膽腎排毒管道的保健食品，或是增進血液循環的保健食品。此外，運動、拍打、按摩也都能有效促進血液循環。

5｜腦力提升

　　失智症患者人數增長快速，人人自危，所以大家不是不知道要預防腦力衰退。但另一方面，卻有很多人認為年紀大的人吃東西應該清淡少油，結果失智症患者人數不但沒有減少，而且病發年齡還年年下降。

　　要提升腦力，讓自己能在繁雜的事物中思慮清晰、反應夠快、記憶夠強，一定要懂得什麼才是補腦的正確吃法。如果吃得對，腦子不應該是霧霧的、一團混亂。到底吃什麼、做什麼才能把事情想明白，可以從現在開始親身體驗和觀察。

腦力提升的要點

● 食補

　　腦子裡有 60% 是膽固醇，所以補腦最好的食物，就是高膽固醇食物，比如豬雞鴨魚牛羊的肉或內臟，和海鮮裡的蝦和貝類，如蚵、蠔、九孔等。除此之外，蛋黃的膽固醇也很高，因此吃蛋也超級補腦。

● 常動腦

　　當初人類的大腦會開始急速成長，是因為我們逐漸懂得打獵和採集食物，因此營養攝取充足，除此之外，就是在打獵和採集途中必須常常動腦筋。

　　小腦的功能是維持生命和生存，大腦的存在是為了溝通和策略。所以要保養

大腦，除了要吃得好以外，也要常動腦。

　　動腦活動有很多，打麻將、下棋、打橋牌這類兼具遊戲和社交功能的活動，能同時使用到大腦策略和溝通的功能。這就是爲什麼打電動這種可以單獨玩，不需要與他人溝通、看不到他人表情的遊戲，動腦效果就差了一些。就跟關節一樣，大腦多動就能保質，而大腦最需要的運動，就是策略和溝通。

● 檢測和保健食品

　　要知道家人的大腦是不是開始出問題，最簡單的檢測法，就是留意他有沒有重複問問題。當人一直重複問問題時，大腦就開始有失智的危險了，一定要密切注意這個現象。

　　有很多草藥都能夠幫助記憶，但很多這類草藥也同時影響腺體的運作，因此，除非你很清楚自己的腺體狀態，否則我不建議隨意服用。我認爲，補腦的最佳保健食品就是蛋，它強大且安全。

6｜心血管保養、預防三高／三低

　　大家都很注重心血管保養，因為每個人都知道，當心血管堵塞或爆裂時，後果是很嚴重的。但是，提倡了這麼多年少油少鹽的飲食，讓所有人一看到油和肉就怕得要死，結果心血管疾病的得病率並沒有下降，三高的人照樣三高，三低的人照樣三低。

　　如果一種飲食方式提倡了半個世紀，到後來想預防的疾病不但沒有好轉，反而更糟，我們是不是要檢視一下這個方法到底對不對？我們更要深入了解的應該是，吃什麼、怎麼做才不會造成三高、三低？該如何看待自己的膽固醇和三酸甘油酯的指數？

心血管保養、預防三高／三低的要點

● 食補

　　想要心血管不受傷，沒有三高或三低，最重要的就是保持血糖平穩。要血糖平穩，就必須餐餐都均衡。均衡的意思不只是飲食組合正確，還要輪流吃各種各樣的原形食物。很多上了年紀的人，因為家裡孩子大了，不需要為他們做菜，

所以自己吃的都隨便做，每一餐都是麵包、稀飯、麥片果腹。我們的肉身並不是麵和飯合成的，餐餐吃得那麼貧乏，一定會生病。均衡的一餐，不應只有單一種類，而是顏色豐富，讓人見了就食指大動（根治飲食食譜參見《28 天超便利根治飲食》和 FB 粉絲頁：賴宇凡 Sara）。

● 補水、核心肌群訓練

要保持血壓平穩，最重要卻常常被忽略的習慣就是補水（參見 102 頁）。而我們血液的行進是靠肌肉在支援的，所以訓練核心肌群的運動，對保持血壓平穩有很大的幫助。

如果能保持補水和訓練肌肉的習慣，就能大大的支援血壓保持正常。

● 檢測和保健食品

要預防三高和三低，就一定要習慣自己量血糖、血壓，這樣才不用等到體檢的時候才發現有這些問題。50 歲以上的人，如果以往沒有低血壓或高血壓的問題，建議至少每個月量 1 次血壓。而 50 歲以上的人，如果以往有過血壓問題，建議至少每星期量 1～2 次血壓。

量血壓之前半小時內最好不要運動（可以活動），因為運動會改變血壓。如果你在量血壓的半小時內有服用任何刺激物如咖啡因、尼古丁等，也會對血壓有影響，你可以看得出來它們對血壓的影響是什麼。

由於血壓計廠牌很多，有不同的設計，建議詳細閱讀一次自己的血壓計說明書。我常見很多人用了很久的血壓計，才發現使用方法錯誤。血壓計使用方法錯誤，就會造成血壓指數取得的錯誤。

由於腎上腺的運作是跟著生理時鐘走的，白天和晚上的運作不太一樣，而腎上腺能直接影響我們的血壓，因此我建議量血壓時，在同一天裡早晨量一次、晚上量一次。要不然，有些人老是早上量血壓，結果他的血壓都是到了晚上才高

升，或是他只在晚上量血壓，結果他是早上血壓高，那就抓不到問題了。

　　由於血壓是腎上腺和腎臟在主管的，因此要支援血壓，可以補充支援腎上腺和腎臟的保健食品。但是要特別提醒，如果你的腎臟因結疤而受傷，功能減退，那麼調節血壓的能力很可能會永久受損。受過傷的腎臟，常常無法處理化學藥物和草藥，服用這些東西反而會讓血壓更高。這種情況建議直接以腰子食療。

　　至於血糖的檢測，我建議大家每三個月選一餐，用根治震幅血糖檢測法測量，看看自己的飲食組合是否需要調整（參見 15～18 頁）。

　　你會問，三高／三低裡說了血糖和血壓，那血脂呢？雖然膽固醇的攝取上限已經取消了（因為我們現在知道，吃進去的膽固醇不等於血液裡的膽固醇），但是，那不表示血脂這項健康指標不重要。還記得，你的血管或身體任何地方受傷時，血脂都是修復原料之一。所以，如果你的血脂過高，表示一定是哪裡在受傷、發炎。在我營養諮商的門診經驗中，我認為，血脂中比較重要的指標是壞膽固醇（LDL）和三酸甘油酯[150]。

　　壞膽固醇就是血管受酸血啃蝕時修復、結疤要用的原料，而三酸甘油酯是壞膽固醇的前身，所以這兩項數值如果高升，可能就是哪裡在受傷發炎了。但是，我覺得現在三酸甘油酯的標準指標太寬鬆了，一般施行根治飲食、血糖長期平穩的人，三酸甘油酯多是在 100（mg/dL）以下，現在一般都說 150～155（mg/dL）以上才算高。

　　而我認為現在的總膽固醇標準，並不是觀察身體是否發炎的指標。總膽固醇的算法是：**總膽固醇＝壞膽固醇（LDL）＋ 好膽固醇（HDL）＋（三酸甘油酯 /5）**。在我看來，第一，它們是不同的指標；第二，壞膽固醇（LDL）、好膽固醇（HDL），根本是同一種東西，把它們加起來很難看清楚問題。你會說：什麼！壞膽固醇和好膽固醇怎麼會是同一種東西？

　　膽固醇是油脂性的東西，它不溶於水，所以要在血液（水）裡運輸，必須坐一種特別的車子，這個車子叫脂蛋白，外面溶於水、裡面可以坐油脂。從肝臟出

去的膽固醇坐的是低密度的脂蛋白（LDL）小車，這是要送到身體各處使用的膽固醇，而從外面回到肝臟的膽固醇坐的是高密度（HDL）的脂蛋白小車，這是身體用完回收的膽固醇，最後由肝分解，進膽汁（「膽」汁的最大宗原料即是「膽」固醇，所以降膽固醇藥物容易導致膽病變）。

　　但不管它坐的是 LDL 或 HDL，坐在裡面的都是膽固醇，只是去的地方不一樣、任務不同，那把它們加起來有什麼意義？

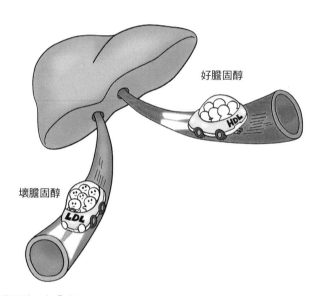

「好膽固醇」和「壞膽固醇」其實是同一樣東西；一個是膽固醇坐了 HDL 脂蛋白小車回到肝臟，另一個同樣是膽固醇，坐了 LDL 脂蛋白小車從肝臟出來[151]。

　　除此之外，膽固醇的合成也大大受到血糖平均線的影響，因為膽固醇的合成需要能量，能量＝血糖，因此腎上腺比胰臟弱的人，血糖平均線比較低，合成的膽固醇量比較少，這種人的膽固醇常常是過低的（< 200 mg/dl）。現在很多研究都認為，膽固醇過低會引發疾病[152]。相反的，因為能量＝血糖，因此胰臟小姐

比腎上腺先生弱的人，血糖平均線都會比較高，合成的膽固醇量就比較多。

必須說明的是，膽固醇的高低無法判斷這個人是否有震盪血糖、受傷發炎的問題，也無法推測他的三酸甘油酯是否持續攀升。因此，不論膽固醇高低，每個人都應該留意自己的血糖是否震盪，也應該觀察三酸甘油酯的變化。

除了血糖能影響膽固醇總量外，由於膽固醇在肝臟拆解後由膽汁進入大便排出體外，如果一個人的肝臟因為酒精、藥物，或其他問題的影響而讓膽固醇拆解進度不良，或是因為這個人吃錯油或不吃油而導致膽汁堵塞，抑或是這個人常便祕，出不去的膽固醇又從大腸那裡被回收到血液中，那現在總膽固醇量又會有變化了。

就因為總膽固醇的計算方式沒有一個很科學的邏輯，再加上它大大受到肝膽排毒管道以及血糖的影響，因此我不認為它是觀察體內發炎狀況的指標。

但是，如果你的壞膽固醇逐年上升，加上三酸甘油酯也同時在攀升，即使都沒有超過標準，也應該要檢視是不是哪裡在發炎，才會讓這些指標一直升高。

健康 TIPS

你們知道健康指數的正常範圍是誰訂的嗎？你們知道每一次膽固醇或血壓標準調降，誰是最大獲利者嗎？

我的膽固醇指數通常是 240 mg/dl，在醫界已屬超標。但是我的三酸甘油酯指數是 40〜60 mg/dl，遠遠低於標準。除此之外，沒有血糖和血壓問題，沒有其他指數問題。那我算不算有問題？

一般根治飲食的人，一開始會見到總膽固醇上升，也就是 LDL 和 HDL 都一起上升，但是三酸甘油酯卻開始下降，接下來他們會見到自己血糖和血壓指數都變漂亮了，最後膽固醇會開始平穩。那這樣他們算不算有問題？這些問題，都值得我們想一想，找答案。

如果你的壞膽固醇和三酸甘油酯同時升高，那你一定要用根治震幅血糖檢測法，先檢查一下你的飲食組合到底會不會震盪血糖，同時應該要照顧一下肝膽腎這些排毒管道。

由於 HDL 是身體用完回收的膽固醇，因此它自然會比 LDL 少，每個人體質不同，大多數人差不多是 HDL 比 LDL 少一半。根治飲食後，常會見到總膽固醇升高，其中 HDL 上升幅度最大。如果總膽固醇上升，但是 LDL 上升的幅度比 HDL 大，而三酸肝油脂卻下降了，表示身體正在修復本來原料不足時不能修復的創傷，但你現在沒有繼續受傷了。但是如果 LDL 上升的幅度比 HDL 大，而三酸肝油脂不降反升，那就是身體還在受傷發炎。

如果，你明明就知道不能吃太多含糖食物讓身體受傷發炎，卻無法控制自己吃糖的欲望，表示腸菌裡的嗜糖菌可能過量了。這時可以服用抑制念珠菌的保健食品，降低吃糖的欲望。

7｜牙齒保健

　　牙齒對中老年人來說，比年輕人更顯重要。年輕人胃酸足，吃飯時胡亂咬吞下去，照樣消化。但是中老年人的胃酸開始隨年齡增長而減少，如果又沒有辦法好好的咬，消化就要整個停擺了。牙齒可以說是消化的第一站，因此牙能好好咬合，食物能細細咀嚼，對中老年人的健康來說是一大關鍵。

牙齒保健的要點

● 食補

　　對骨骼關節好的食物，也都對牙齒有幫助，也就是藉由根治飲食攝取油脂、膽固醇、鈣質和蛋白質（參見 164～166 頁）。

● 使用不含酒精的清潔產品

　　口腔裡的菌種是否平衡，對我們的口腔健康有決定性的影響。因此在清潔口腔時，一定要選擇不含酒精、不會殺好菌的清潔產品，要不然這些產品長長久久的使用，不但影響口腔健康，吞下去還會影響消化道健康。

　　最天然清潔口腔的方法，就是油漱（oil pull）。油漱能有效清潔口腔，卻不影響口腔細菌的平衡。

　　洗澡前，用 1～2 茶匙的椰子油（天然抗菌）放嘴裡漱，漱到洗完澡後將油

吐進垃圾筒中（不要吐進水槽裡，天冷會堵塞），再用溫水把口漱乾淨。

● 檢測

　　牙齒和牙齦的健康，充分反映我們身體內部的健康，因此，諮詢懂得牙齒咬合與骨骼關係的整合式牙醫，是牙齒保健的最佳選擇。

8｜消化保健

　　我們總是一直不停的在探討飲食好壞與健康的關係，事實上，如果消化不好，我們吃得再好，身體也吸收不到營養，等於白搭。所以，如果你希望透過良好的飲食取得健康，第一步一定要正視腸胃的健康，積極保健腸胃的運作。

消化保健的要點

● 食補

　　消化，是吃進去、分解、再排出的過程，如果這三個部分哪一個環節「當機」，整個消化就要出問題。因此，只要是能夠保健這整條線的食物，就能夠對消化保健有益處。

　　「吃進去」，也就是牙齒保健類的食物前面已經介紹，接下來進行「分解」的部分，包括了小腸、大腸、肝臟、腎臟。所以，要支援消化，動物的小腸、大腸、肝臟、腎臟能夠補充這些器官所需要的營養。

　　肝臟並不是用來藏毒，而是用來解毒，所以它並非囤積毒素的地方。肝臟只要能選到沒有綠色膽汁倒流的，充血光滑的，就是好肝。肝臟最簡單的烹調方法，是切片後用醬油醃 5 分鐘，表面裹地瓜粉，再放入能耐高溫的好油裡去煎、炸。起鍋後趁熱吃，是一道不會震盪血糖的零食。

● 天天大便、小便、細細咀嚼食物

由於現在便祕的人很多，所以大家都以為便祕不是病，其實便祕能造成大病。如果大便出不來，我們體內的脂溶性毒素就排不掉。因為大家都不喝水，所以有些人常一整天都不小便，如果小便出不來，我們就排不出水溶性的毒素。

大便和小便，可以說是拉動整個消化道運作的動力。所以，每天都給自己一點時間，能靜靜的大便，注意自己的小便量，是消化保健的重要習慣。

此外，我們吃進去的東西，如果沒有咀嚼得夠小，那不管胃酸再多，也無法消化完全。所以吃飯時放鬆心情，慢慢咀嚼，對消化保健來說是很重要的習慣。

● 檢測和保健食品

支援消化道時，胃酸的補充要數第一位，因為沒有胃酸廠長，整座消化工廠都要出問題。胃酸沒有長期補充的後遺症，不會造成上癮，可以隨食肉量多寡和消化症狀來判斷，需要加量、減量，還是完全停用（參見 30～31 頁）。

9 | 血液循環保健

　　只要血到不了的地方，一定會產生疾病。血流的速度及順暢與否，跟新陳代謝有直接的關聯，大部分年長的人新陳代謝會趨於緩慢，多是因為血液循環不及年輕人的關係。因此，注意自己的血液循環是否順暢，就能夠了解自己的新陳代謝是否順利，它能決定我們的「身體年齡」。

血液循環不佳常見症狀		
● 手腳發麻、發癢	● 掉髮	● 呼吸困難
● 手腳耳朵冰冷	● 手腳水腫	● 傷口不易痊癒
● 靜脈曲張	● 腿發痛	● 健忘
● 疲倦沒耐力	● 手腳屁股容易抽筋	● 心跳不穩

血液循環保健的要點

● 食補

　　從上表症狀中，我們可以看到，很多循環不佳的症狀和血糖長期震盪產生的症狀相似，那是因為血糖長期震盪，酸血會啃蝕血管壁，血管壁因此結疤，一定會阻礙血流。除此之外，當體內結疤，啓動凝血聯結反應時，血會同時變稠，變

稠的血也會影響血液循環。所以,想要血液循環順暢的第一步,就是要找到自己的根治飲食黃金組合,平穩血糖,不讓血糖震盪。

要特別提醒的是,由於血的最主要成分是水,因此,喝足量的水也是確保血液順暢流動的重要因素。

辣椒、薑等食物,也能夠促進血液循環(自製薑茶的方法,參見 216 頁)。

● 活動身體 / 艾炙 / 拔罐 / 接觸熱源

人不活動,肌肉不收縮,就很難把血從遠處帶回心臟,循環就開始出問題,這就是為什麼你老是保持一個姿勢不動,就會開始手冷腳冷,老人常因此睡不好。如果你站起來活動一下,會發現本來冰冷的手腳開始暖和起來。會有這樣的變化,就是來自於血液循環。血到不了的地方,自然寒冷,而血到得了的地方,自然溫暖。所以,要促進血液循環,保持身體活動真的很重要。

除此之外,使用拔罐、艾炙或局部性接觸熱源的方法,也能夠針對性的促進局部血液循環。比如,月經紊亂或是不來,艾炙或拔罐相對應的穴道,或是像韓國人的骨盆蒸澡(參見《瘦孕、順產、讓寶寶吃贏在起跑點》29 頁),都可能調節月經。這些方式都是讓局部有問題的地方接觸熱源,一接觸熱,血液流動速度就加快,促進局部血流,加速修復。

睡前用草藥或礦物質(如瀉鹽)泡腳,或是泡溫泉,不但能全身性的促進血液循環,同時能讓年紀大的人放鬆肌肉,比較好睡。

● 保健食品

年紀增長後,血液循環自然下降,如果發現自己有循環不良的症狀,也可以在冬季時每日服用促進血液循環的保健食品,如含有辣椒粉或薑粉的保健食品。

附錄 |
聰明使用保健食品的方法

　　保健食品並不能夠代替食物滋養身體。但是，如果身體失衡了，保健食品能夠給身體動力，把它從惡性循環導為正向循環。

使用保健食品的錯誤觀念

● 把保健食品當成食物的代替品

　　我們對食物裡的營養了解還很少，連維他命 C 這麼重要的營養，卻是到 1930 年才發現。在對食物營養元素了解不足的情況下，沒有任何人工合成的丸或錠能夠代替食物。所以，很多人怕食物有汙染而不敢吃，卻大把大把的吞維他命丸，那樣做，頂多只能補充到我們現在對食物很粗略了解的那些營養，不可能取得全面的營養。

● 在不了解自身需求下跟著別人吃

　　我們每個人在每個時期所需要的營養都不同，需要支援的器官部門也不同，如果在不了解自己需求的情況下亂吞保健食品，不但對健康無益，多數時候還對健康有害。常常，網路上或某某人說什麼保健食品好，大家就一窩蜂的去買，買了之後不明就裡的就吞，那些身體不需要的東西，現在排毒管道還必須花費精力去排解，增加負擔。

　　聰明使用保健食品的方法，是在了解自己身體需求後，才去找那些能夠支援這些需求的東西來補充。

　　比如，你知道自己大便放屁很臭，表示胃酸不足所以造成蛋白質分解不完全，那補充胃酸就是你需要的，能夠真正幫助消化。或者，你發現自己有荷爾蒙失衡的症狀，在調整荷爾蒙時，需要讓過量的荷爾蒙能順利排解出去，所以你服用支援肝膽腎的保健食品，它就能真正幫助荷爾蒙的平衡。或者偶爾酒喝多了，需要協助肝臟分解酒精，那在喝酒前後補充清肝的保健食品，就能真正幫助肝臟解酒。比如你知道自己快感冒了，趕快服用提升免疫力的保健食品，就能真正協助身體殺死外敵。

　　切記，補充保健食品時，只要症狀消失，就應該停止服用。如果你吃保健食品，本來的症狀消失了一陣子，之後卻出現其他症狀，那就是補過頭，該停了。如果你服用保健食品會不舒服，那個保健食品可能不適合你，也應該停用。要特別提醒的是，由於很多保健食品會阻礙藥物運作，如果你正在服用任何西藥，或者你的肝腎曾經受傷，在服用任何保健食品之前，都應該與醫生討論。

作者的保健食品資訊網，請參見：
https://goo.gl/yutZFN

食療保健快問快答

Q1 老人家可以吃生菜沙拉或精力湯嗎？會不會太「寒」？

A 精力湯會造成腸胃的不舒服，是因為糖量和纖維量都太多了，用喝的，身體根本來不及告訴我們夠了，該停了。而生菜沙拉則是看個人，如果有人見了生菜沙拉就覺得很冷、很沒胃口，生菜沙拉就不適合他。但是如果沒有這樣的感覺，生菜沙拉就可以吃。有時，季節不一樣，我們對同一種食物也會有不同的感受。比如，香蒜拍小黃瓜，夏季吃時爽口，吃下去全身舒暢，但冬天吃同一道菜，卻可能覺得胃縮起來，全身寒冷。

我常說，吃飯不要用腦子吃，要用身體吃。

不要聽別人講什麼東西健康養生就拚命吃。吃東西要聆聽自己身體的聲音，如果身體說吃了很舒服，那這食物這時是適合你的；如果身體和感覺說，不想吃，吃了不舒服，那這食物這時就不適合你。

Q2 進入中年以後新陳代謝變慢，應該少吃一點嗎？

A 當我們新陳代謝變慢後，胃口自然會下降，所以就按胃口的指示，來決定要吃多少即可。但是，我這裡說按胃口的指示去調整食量，並不是說開始減肉加澱粉，而是應該按照適合自己的根治飲食黃金組合調整分量。

很多年紀大的人沒胃口後，就開始只喝稀飯。如果你的飲食組合錯誤，造成血糖震盪，一定會對新陳代謝造成負面影響。這時，你的新陳代謝並不是因為年齡增長自然降低的，而是飲食組合錯誤造成的。

Q3｜進入中年以後免疫力會跟著下降嗎？怎麼吃可以加強免疫力？

A　我們的免疫力是跟腎上腺先生綁在一起的，當腎上腺先生健康時，免疫力自然健康。大家會說中年以後免疫力下降，是因為隨著年齡增長，腎上腺先生自然就比較疲倦。

　　因此，要提升免疫力，最好的方法就是支援腎上腺。任何能夠支援腎上腺的方法，都能夠有效幫助提升免疫力（參見 125～126、129 頁）。

Q4｜血糖太低導致頭昏冒冷汗時，有什麼救急方式？

A　血糖太低導致頭昏冒冷汗時，最好是暫時不要動，並且補充有油脂和蛋白質的食物，再加一點點有糖的食物，就像個人根治飲食的黃金組合那樣。等到症狀完全消失後才活動。最根本解決血糖太低的問題，就是均衡飲食，找到最適合自己的根治飲食黃金組合，以免血糖快速上升後，被壓下去時降得很低。

　　同時，在恢復期間少吃多餐，盡量不讓自己有餓肚子的時候，等到腎上腺痊癒後就可以正常吃三餐了。

Q5｜如何烹煮肉類或蛋白質才能充分保留其營養？

A　各種各樣的肉類或蛋白質，每一種都不同、部位也各異，因此各自適合不同的烹調方式。

　　判斷是不是最好的烹調方式，就是看它好不好吃；好吃，就表示營養都還在，因為食物最大的風味來源就是營養。比如，瘦肉很適合油炸，因為它缺油脂，而肥肉很適合燉煮，因為它油脂豐富。真正好的烹調，就是充分展現食材的特質，把最好的味道引出來。

雞精、滴雞精、雞湯哪個比較營養？請參見：https://goo.gl/Y6Lrfz

Q6 | 不小心吃了太多糖分，該如何補救？

A 實在不太想回答這題，因為我知道有人會開始用它來作弊。

如果不小心吃了太多糖分，而你沒有低血糖問題，可以趕快去把它「走」掉。走路活動肌肉時，肌肉會使用血液裡的糖，幫助血糖降低。但是，你也應該同時補充一點有油脂和蛋白質的食物，這樣血糖才不會下降太快。不建議在這時做劇烈運動，因為可能會使得血糖下降速度太快，傷害腎上腺。

所以，如果一不小心吃太多糖分，最好的辦法就是一邊補充有蛋白質和油脂的食物，一邊再走個 15～30 分鐘的路。這樣做不可能完全抵消血糖震盪帶來的傷害，卻能夠稍稍減低它上升和下降的幅度。

Q7 | 如果要減少刺激性飲料咖啡和茶的攝取，有什麼提神方式可以取代？
如果有「咖啡因上癮」症狀，如何戒斷？

A 如果一個人需要提神，表示這個人能量不穩定，能量＝血糖，也就是這個人血糖不穩定，他才會在血糖掉下來時需要提神。

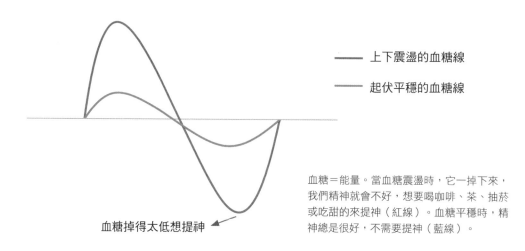

—— 上下震盪的血糖線

—— 起伏平穩的血糖線

血糖掉得太低想提神

血糖＝能量。當血糖震盪時，它一掉下來，我們精神就會不好，想要喝咖啡、茶、抽菸或吃甜的來提神（紅線）。血糖平穩時，精神總是很好，不需要提神（藍線）。

　　如果一個人飲食組合正確，他的血糖線是平穩的，就沒有血糖重重掉下來的時候，能量總是足夠，不會有特別想吃甜食的時候，或特別想用咖啡、茶、香菸來提神的時候。

　　咖啡、茶、香菸這類食物，只建議在正餐後服用，如果你需要拿它來提神，那就是藥用，藥用任何東西久了，都會有副作用。

　　咖啡因或尼古丁上癮的人，在戒斷時一定會有症狀，如頭很痛、沒精神等。這時，可以暫時服用酪胺酸（L-tyrosine）來減緩戒斷反應帶來的不適感。一般咖啡因上癮戒斷時，戒斷反應大概會持續 5 日，而尼古丁的戒斷反應則會持續得更久一些。

Q8｜更年期吃黃豆有效嗎？

A　由於黃豆裡有大豆異黃酮，是植物性的女性荷爾蒙，如果一個人在經歷更年期時，她確實是女性荷爾蒙過少，可能會特別想吃黃豆類的食品，突然很想喝豆漿、吃豆腐，因為黃豆能夠補充女性荷爾蒙。

　　但是，有些更年期女性並不是女性荷爾蒙過少，而是女性荷爾蒙和黃體素的比例失衡，形成雌激素優勢，也就是女性荷爾蒙的比例太高了。

雌激素優勢常見症狀		
● 性欲降低	● 頭痛	● 掉頭髮
● 月經週期不正常	● 情緒起伏很大、不耐煩、	● 健忘、思緒混亂
● 脹氣、水腫	憂鬱	● 疲倦、失眠
● 胸部腫脹	● 腰腹、屁股、大腿肥胖	● 經期症候群
● 乳房纖維囊腫	● 手腳冰冷	

這些症狀多半出現在停經前的那段時期，使很多人誤以為因為自己快更年期了，女性荷爾蒙不足，而開始補充女性荷爾蒙。

其實，當一個人女性荷爾蒙比例已經太高，再補充任何女性荷爾蒙都是火上加油，非常危險。

因此，除非身體告訴你特別想吃什麼，不管是不是食補，我建議在補充任何一種荷爾蒙前，先做唾液檢測，看看自己需要的是黃體素，還是女性荷爾蒙。如果有任何比例失衡的情況，我建議同時服用支援肝膽腎排毒管道的保健食品（參見「附錄：聰明使用保健食品的方法」），讓過多的荷爾蒙順利排出。此外，切記一定要在補充任何荷爾蒙後，定期做荷爾蒙的唾液檢測，用來了解劑量對不對？是不是過量？因為只要一點點荷爾蒙，就能夠大大影響身體。

如果你經歷更年期時，突然想吃黃豆製品，可以多補充。但是，如果在補充期間，你突然發現自己出現上表的任何症狀，就表示很可能補過頭了，應該要減量，或是補充能夠支援肝膽腎排毒管道的保健食品。

Q9 | 有人說「愛吃甜食老得快」，是真的嗎？

A 是真的！

糖經過糖化（glycation）過程，產出糖化終產物（advanced glycation end products, AGEs），糖化終產物就是讓我們老化的來源。研究證明，它的累積造成非常多的疾病[153]。所以，少吃糖，就能老得慢。

但是，在我們少吃糖之前，應該要先搞清楚，哪些東西有糖，哪些東西沒有糖。這樣才不會想抗老，吃了一大堆所謂的健康飲食，結果卻都是一些高糖食物，反而愈吃愈老（參見 39～42 頁）。

Q10 進入中年白頭髮一根接一根冒出來，容易顯老，忍不住想要染髮。染燙髮會影響健康嗎？

A 如果染髮劑含有化學成分，它接觸頭皮，就一定影響健康。建議使用天然染髮劑。印度長久以來使用的海娜粉，就可以做為天然染髮劑。由於我對化學染髮劑過敏，因此我已經使用海娜粉染髮十年了。

Q11 健康檢查應該多久做一次？哪些項目是最必要的？

A 健康檢查每年一次即可，我認為最必要的項目是：

1. 糖化血色素
2. 三酸甘油酯
3. 肝腎功能
4. 肝炎檢查
5. 幽門桿菌
6. 尿細菌指數

其中，1～3 項的檢查結果，並不是要跟別人的平均值比較，而是要跟自己比較，每年測出來的指數都應記錄在同一個表格裡，這樣可以看出逐年的趨勢。比如，你發現兩年前的糖化血色素是 5.5，今年卻跳到 5.7，雖然還沒有被醫生警告，但是卻有上升的趨勢，就應該注意自己的攝糖量。或是三酸甘油酯本來是 68，現在跳到 115，雖然還沒有超標，卻應該要了解一下這個指數為什麼會升高。又或者你看報告裡腎功能指數的正常範圍是 0.5～1.0 mg/dL，但是你這兩年來從 0.7 跳到 1.0，有跳出正常範圍的趨勢，就要把原因找出來，予以修正。

如果你是採根治飲食，沒有消化與胃酸不足的問題，那 4、5 項的檢查你可以隔三年做一次。但是，如果你有胃酸不足的問題，有消化和排泄症狀，有過敏、氣喘、鼻竇炎，那你應該年年都做這幾項。因為消化道功能不足，免疫力必

定會低，容易感染肝炎。胃酸不足，幽門桿菌很容易搬到幽門去過度繁殖。這些發炎，都很可能不會有症狀，但卻能造成慢性發炎，不檢測無法處理。

特別要提醒的是，我從營養諮商的經驗裡發現，病人用吹氣式測幽門桿菌的檢查報告裡常說沒有幽門桿菌，但是同一個病人去做糞便檢測，報告裡卻檢查出幽門桿菌。

第 6 項，是有攝護腺腫大的男性應該年年做的檢查項目。如果你有尿細菌升高的問題，膀胱便有可能慢性發炎，應該要處理攝護腺腫大的問題，或是服用魚肝油和蔓越莓錠；魚肝油能促進消炎，蔓越莓能抑制尿液裡的細菌繁殖。

Q12 | 為了避免血糖震盪，完全不吃含糖分的食物好嗎？

A 不好。

糖就是碳水化合物，它還包括天然的蔬果。如果完全不吃蔬菜和水果，身體就可能缺乏營養。其實，要避免血糖震盪，只要用根治震幅血糖檢測法去測就好了，測了就知道自己每餐能搭配多少有糖的食物，不需要完全不吃糖。

健康的存在是為了要讓我們有更多的精力去追求夢想、實現自我、貢獻社會、享受生活情趣。如果為了避免血糖震盪而完全不吃糖，那我們就是為健康而活，而不是以健康完滿我們的生活，這種邏輯不叫生活，它叫生存。用生存心態在過日子的人，緊張、焦慮，生怕犯錯，所以無心享受美景，品嘗食物的美味，更不懂得珍惜食物帶給我們與他人相聚的時光。這樣的人，最終生理沒病，心理也會生病。

用生活心態在過日子的人，就不會偏激緊張，他會心靜且均衡。我們的血糖有承受糖分的空間，了解了適合自己的飲食組合，就有無限創意的搭配方法。根治飲食法幫助我們了解自己的身體，最重要的是讓我們因為有了這些知識，可以解放飲食限制，讓我們有更多享受生活、追求夢想的精力和心情。

如果你想生存，那就不要碰糖。如果你想生活，那就不要怕糖。如果你想生活—— 那就根治飲食。

Q13 ｜ 人真的有「酸性體質」和「鹼性體質」之分嗎？是天生的還是吃出來的？哪一種體質比較健康？

A 飲食失衡確實會造成酸性體質。

人的正常血液酸鹼是 7.35～7.45，是微鹼的，在這個酸鹼度中，多數的生化運作最順暢。當血液酸鹼溢出了 7.35～7.45 的範圍，我們就可能酸中毒或鹼中毒，就因為如此，所以身體設有緩衝機制，如果血液太鹼或太酸，都可以調到正常範圍內。

但是，如果一個人吃的東西讓血變酸得太快，身體來不及緩衝，久而久之就成為酸性體質。

由於我們吃什麼都會讓血變酸，所以吃的搭配和組合就很重要。如果你吃的東西一下就消化完畢，血變酸的速度就很快。如果你吃的東西慢慢才消化，血變酸的速度慢，身體就來得及緩衝。

所以，吃肉血會變酸、吃青菜水果血也會變酸、吃飯和麵包血也會變酸，那就要看你怎麼配，讓血變酸的速度慢一點。

如果你單吃一根香蕉或一個麵包，香蕉和麵包含糖分很高消化快，一下就讓血變酸，身體來不及緩衝，常常這樣吃就容易變成酸性體質。如果用唾液試紙檢測，我們就會發現，體質剛剛好的人，都是飲食組合搭配得剛剛好的人。而那些酸性體質的人，都是飲食組合失衡的人。

長期酸性體質的人，最嚴重的後果就是酸血啃蝕血管壁，引發慢性發炎，造成各種疾病。

Q14｜聽說吃銀杏可以預防失智，是真的嗎？

Ⓐ 銀杏算草藥，它的藥性是促進消炎和血液循環，因此常被用於支援記憶。但是，我從未見它有能力預防或扭轉失智。

所有的疾病之所以會成為疾病，都是因為人體內的食療保健「四大天王」已經失衡過久。四大天王是身體在運作時的必要機制，如果它們失衡，要預防或扭轉疾病，就必須把這些根本問題平衡回來。因此，這種時候，草藥或任何一種藥，都只能延遲或減緩症狀，無力扭轉疾病。

想要預防任何疾病，都應該從穩固四大天王著手（參見本書 Part 1）。由於失智也稱作「第三型糖尿病」，因此，想要預防失智，平穩血糖才是最佳良方（參見 121～122 頁）。

Q15｜如果是水餃、餛飩、豬肉餡餅、包子這種有澱粉又有肉的食物，如何計算攝取量？

Ⓐ 這類食物如果是自家做的，裡面的肉是肉，外面的皮是皮。但是，如果在外面吃這類東西，除非這家餐廳很貴，很願意投資食材，要不然裡面的肉可能不太多，外面的皮還是皮，所以這類食物，在我們家也一律算作澱粉量。

想知道你能不能單獨吃這類食物當一餐，最好的方法，就是用根治震幅血糖檢測法去測血糖。

Q16｜怎樣吃才能長肌肉不長脂肪？

A 當我們能量足時，是合成肌肉的，當我們能量稍不足時，是燒脂肪的。但是，只要再偏激一點，情況就不一樣了。當能量太足時，是合成脂肪的，當能量嚴重不足的時候，不但燒脂肪，還燒肌肉（參見 211～212 頁）。而能量＝血糖，所以，想要只長肌肉不長脂肪，就不要把血糖推得太高，想要只燒脂肪又不流失肌肉，就不要讓血糖掉得太低。因此，想要長肌肉不長脂肪，最好的方法，就是讓血糖保持平穩，這樣能量足時就長肌肉，能量稍不足時就燒脂肪。多美！

而想要保持血糖平穩最好的方法，就是用根治震幅血糖檢測法去測出自己的根治飲食黃金組合。

Q17｜每天早上起床後多久可以吃東西？大家都說吃消夜容易胖，晚餐不能太晚吃，是真的嗎？

A 吃三餐，是人發明的，不是身體發明的。我們的身體沒有三餐的概念，它只會餓了想吃、不餓不吃。所以起床後你只要餓，就可以吃東西，但你如果不餓，可以不要吃。

吃消夜如果是多吃一餐，又吃得不均衡，當然容易胖。但有些情況，消夜是必要的。比如夜間工作的人，需要能量的補充，如果餓了，均衡吃是沒有問題的，但如果等一下就要睡了，就不要吃得太撐。

晚餐早一點吃，是爲了夜裡睡覺時血糖下降能夠燒油脂，這樣容易減肥沒錯，因爲夜裡睡覺時是我們最長一段時間不進食。

但是，如果晚餐吃得不均衡，夜裡的血糖是重重的掉下來，不是緩慢的掉下來，這時腎上腺先生要被叫出來舉血糖，血糖一升起來，人就醒過來了，這個人就會被餓醒睡不著。因此，如果你吃得不均衡，或者你晚餐太早吃導致夜裡會入睡困難或半夜會餓醒，那你就不適合晚餐太早吃或晚餐吃太少。

Q18 | 聽說椰子油不好，是真的嗎？

A 近期有很多攻擊椰子油的說法。網路上盛傳，椰子油是飽和脂肪酸高的油脂，容易造成心血管堵塞，不應該多吃。

病人把這個問題帶給我時，我心想，美國官方單位新的飲食建議都已經取消膽固醇上限了，椰子油這個零膽固醇的油怎麼會被攻擊？沿著網路謠言，最終找到了這個說法的源頭。這是一項美國心臟協會做的研究，發布在隸屬於心臟協會的醫學期刊《循環》（*Circulation*）[154]。這篇研究裡不外乎是在講，用單元不飽和脂肪酸或多元不飽和脂肪酸高的做菜油，代替飽和脂肪酸高的做菜油，能夠降低心血管疾病。

哪些油是單元不飽和脂肪酸高的油？包含了麻油、橄欖油、酪梨油。哪些是多元不飽和脂肪酸高的油？包含了葵花籽油、玉米油等。猜猜誰是美國心臟協會最大的贊助商之一？會是椰子油廠商嗎？不是，是酪梨油協會[155]。

酪梨油不是不好，它跟橄欖油和麻油一樣好，而酪梨油好不表示椰子油不好。不幸的是，它們卻分享了同一個食用油市場。所以椰子油賣得多，酪梨油就賣得少。

其實，飽和脂肪、單元不飽和脂肪、多元不飽和脂肪我們全部都很需要，所以食用油應是多元攝取，但切記用法要對（參見 46 頁）。

不管你的健康資訊是從哪裡來的，如果它跟任何市場利益綁在一起，你都應該要保持獨立思考的能力，去判斷有沒有利益糾結的可能。所以我才說，不要聽專家說的，不要聽任何人說的，該吃什麼你才覺得健康快樂，聽自己的身體準沒錯，因為你的身體才是那個完全站在你的需求與利益說話的人。

Q19｜椰子油能不能預防失智？

A 所有的油脂都有預防失智的功能。主要原因是油脂能夠平穩血糖，而我們現在知道，失智其實是第三型糖尿病。除此之外，我們也知道神經上的髓鞘也是油脂去合成的膽固醇，所以油脂是製造腦部神經很大的原料來源之一。

那為什麼椰子油看起來那麼「神」呢？主要的原因是，椰子油含有高量飽和脂肪，和豬油、牛油一樣，而飽和脂肪平穩血糖的能力最強。除此之外，椰子油又有大量的短鏈脂肪，這類油脂不太需要膽汁去分解就可以被吸收利用。現在大家胃酸普遍都不足，膽汁的釋出都出問題，因此使用椰子油的效用就特別明顯。再加上椰子油不含膽固醇，所以不違背「主流理論」，方便研究。

但是，如果我們不怕使用其他飽和脂肪高的油脂去做研究，就會發現，豬油、鴨油、鵝油、雞油、牛油、羊油、魚油等等，對預防失智也都有極高的效用。如果我們不怕用肉去做研究，就會發現帶了皮和油脂的豬、雞、鴨、牛、羊、魚等等的肉類，也都有助於預防失智。

Q20｜紅肉會不會致癌？

A 大家對紅肉怕得半死，說它會致癌，是來自於隸屬於世界衛生組織的國際癌症研究機構所做的報告[156]。

這個報告是由來自 10 個國家的 22 名專家，對 800 份研究所做的分析結果。他們發現，紅肉似乎與大腸癌之間有微弱的關係。但是，我們卻無從找到這 800 份研究，亦無從了解這 22 名專家是如何挑選的。全世界有那麼多國家，為什麼只有 10 個國家做為代表？是哪些國家？這些國家的主要工業有哪些？這些專家的研究單位都是誰贊助的？是白肉公司？還是蔬果公司？

由於我們找不到這 800 份研究報告，所以我無從判斷這個結論的可信度。但是，依我營養諮商的經驗，我能夠理解為什麼紅肉會跟大腸癌扯上關係。

　　紅肉和白肉最大的不同，在於它的含「鐵」量。在我病患的糞便檢測報告中，常常見到「嗜鐵菌」繁殖過量。嗜糖菌、嗜鐵菌、嗜油菌，這都只是在說明這些菌吃的主食是什麼。1983 年，傅雷特爾醫師（Rolf Freter）發表腸菌的營養利基理論（nutrient niche theory），他認爲，腸道裡菌種的生態是依菌所能得到的營養決定的，而每一種菌吃不同的主食，有些是油脂、有些是糖等等。比如有人吃比較多的糖，那麼嗜糖菌如念珠球菌因爲主食豐富，就會繁殖得比較多。

　　那爲什麼我會見到病患出現嗜鐵菌繁殖過多呢？菌會繁殖過多是因爲它的主食比較多，那鐵哪裡來的呢？鐵，是從飲食或保健食品（鐵劑、鐵錠）來的。紅肉的鐵質特別豐富。而肉裡的鐵（heme）是被蛋白酶（protease）釋出[157]，蛋白酶能夠作用，就是靠胃酸。可以說，鐵要能被身體吸收和利用，不能沒有胃酸。

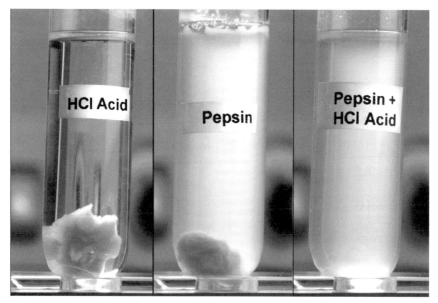

左邊是胃酸（HCl Acid）。中間是胃蛋白酶（Pepsin），它是一種蛋白酶用以分解蛋白質的酵素。右邊則是胃蛋白酶（Pepsin）+ 胃酸（HCl Acid）。左邊兩管中的那塊東西是肉。我們可以看到，當我們單有胃酸或單有胃蛋白酶時，肉是無法被分解的。只有胃酸和胃蛋白酶同時存在時，肉才能被分解。 這可以說明，胃蛋白酶能工作，是被胃酸啟動的（圖片來源：Martyn F. Chillmaid / Science Source）。

現代人生活緊張、吃飯太快、咀嚼不足、飲食組合錯誤、大量使用抑制胃酸藥物，因此普遍胃酸不足。在胃酸不足的情況下，鐵就無法被分解和吸收，到了消化道的下游，嗜鐵菌的主食就變多了，因此嗜鐵菌就繁殖過量。嗜鐵菌繁殖過量和嗜糖菌或任何菌過盛時一樣，都會造成腸道發炎，炎發久了就有致癌的危險（參見 227 頁）。

所以，錯不在紅肉，錯在我們把消化紅肉的機制搞壞了。

除此之外，我們其實並沒有對其他肉類做同樣的研究[158]，所以不知道是不是吃白肉也會出現同樣的問題。因爲，任何肉類沒有被胃酸分解完全，它就不會成爲被吸收的營養，而是變成腐屍，讓大便和屁特別臭。這樣的腐屍也能讓腸道長期發炎，炎發久了就可能轉成癌。

但是，不管是哪一種肉類的攝取，問題不見得是出在天然的食物上，而很可能是在消化出了問題。

Q21 │ 肉用高溫燒烤真的容易致癌嗎？

A 世界衛生組織的國際癌症研究機構所做的報告中，是有提到用高溫烹調肉類這件事，但是，他們認爲證據不足，所以無法下定論[159]。

其實，我們用燒烤的方式攝取食物跟人類懂得用火的歷史一樣悠久。如果你不確定燒烤到什麼程度，就用舌頭去檢測。如果你燒烤出來的食物，能展現天然的風味，該香的香、該甜的甜，表示火候抓得剛剛好，因爲食物散發出來的風味就是營養。如果你燒烤出來的食物有苦味，表示食物的分子已經變調了，油也可能已經燒得耗掉了。

這就像烘烤得剛剛好的咖啡有一種甜甜的香味，就是焦糖的味道。但烘烤過度的咖啡會發出苦味，我叫這種咖啡「貓尿咖啡」，那是咖啡豆裡的油已經耗掉，咖啡原本的營養已經變調的味道。長期食用這樣的食物，對人體是有害的。

Q22 | 我習慣晚睡，但是每天都能睡足 8 小時，這樣可以嗎？

A 我們的身體運作有生理時鐘，而這個生理時鐘是跟著太陽走的。其中一個隨生理時鐘在進行工作的，就是肝臟。

肝臟排毒時間多是在夜間 11 點到凌晨 3 點左右。如果這個時候我們已經睡覺了，那身體機能所需的其他運作能量都降低了，全部集中到肝臟來，這時肝臟就能進行大排毒。但是，如果那時我們沒有在睡覺，肝臟的排毒就會受到阻礙。

除了睡覺時間外，能夠直接影響肝臟排毒的因素：

▶ 酒精 / 咖啡因 / 尼古丁 / 藥物的攝取

酒精、咖啡因、尼古丁、藥物都需要透過肝臟分解，才能夠排出體外。因此，當我們酒精、咖啡因、尼古丁、藥物攝取過量時，肝就很容易堵塞。

▶ 血糖震盪

當我們血糖震盪時，血糖高升時肝要趕著把過多的糖合成爲脂肪儲存起來（所以叫脂肪肝），接著血糖降太低時，肝又要趕著把脂肪和肌肉拿來燒。因此，如果我們餐餐震盪血糖，肝臟便得不停的處理血糖過多和過少的事情。由於血糖＝能量，能量跟生命有關，因此肝臟一定要最優先處理它，肝臟忙著調整血糖，就來不及排毒，這時肝臟就堵塞了。

肝臟堵塞常見症狀	
● 長青春痘	● 經期前後胸部腫漲（一定不可輕視這個症狀，這表示你
● 痔瘡	的胸部一直不停的被排不出去的荷爾蒙插入接收器，過
● 過多汗、過少汗	度插入所以在發炎）
● 體臭	● 組織增生（子宮內膜增生、卵巢囊腫、攝護腺腫大，這
● 便祕	些症狀也都跟經期前後胸部腫漲一樣必須正視）

▶ 壓力

壓力一來時，荷爾蒙量就高升，荷爾蒙的分解和排出也是在肝臟處理的，因此，當我們壓力一大時，肝就容易堵塞。

這就是為什麼，有時咖啡、酒一喝多了，上表的這些症狀就跑出來，有時飲食一調整、壓力一排除了，這些症狀就減緩了。所以，當我一發現自己經期前後胸部腫漲時就馬上減糖，服用協助排毒的保健食品，想辦法紓解壓力，而且會早睡。

此外，病人常問我另一個相關的問題：「我每天都吃很多蔬菜水果，而且不喝酒、不抽菸，為什麼還會便祕呢？」

大多數人認為蔬菜纖維是唯一會影響排便的東西，其實它只是其中一項，排便還受到膽汁刺激、水分多寡以及荷爾蒙的影響。所以，如果一個人纖維攝取很多，而且不碰酒精不抽菸，但他可能晚睡，或吃過量水果，或喝過多咖啡和茶，這些飲食和生活作息可能導致肝堵塞，荷爾蒙排解不利而失衡，這樣一來，即使吃再多纖維還是一樣會便祕。

想知道更多

工作作息不正常的族群該怎麼吃？請參見：https://goo.gl/ig6uVA

Q23 | 雖然使用高級的精華液和保溼霜，而且天天敷面膜，卻仍然無法讓皮
膚保持水亮。為什麼呢？皮膚的保溼度會隨著年紀大而下降嗎？

A 外用保溼品頂多只能協助皮膚暫時保溼，無法永久潤滑。如果我們的皮膚停
止製造油脂，塗抹保養品就好似往乾柴上塗抹乳液一般，剛擦時會油會亮，沒過
多久又乾了。

維持皮膚的油脂分泌量，是荷爾蒙在掌控的。荷爾蒙平衡，皮膚的油脂製造
量就會剛剛好，不太油、不太乾。但是，如果荷爾蒙失衡，不管你吃什麼，皮膚
都可能會太乾（確保荷爾蒙平衡的方法參見 54～55 頁）。

皮膚保溼度會隨著年紀大而下降，因為多數進入更年期的人，荷爾蒙的量往
往製造不足，或是荷爾蒙已經失衡。如果希望能夠減緩這個趨勢，就要保護我們
的腺體健康，尤其是腎上腺先生，因為他如果累壞了，往往能把整個內分泌系統
拖下水（參見 51～52 頁）。

後記｜
追求健康是為了愛與被愛

　　我的外婆是個很酷的女人，她是那種永遠都眞誠的想知道你在做什麼的人。我從小就深深的受她吸引，因爲她從不對我的夢想潑冷水，她總是說：「你喜歡就好，只要你們不做社會的米蟲，做什麼都好。」她是那種有話大聲講、大聲笑、大聲打嗝、大聲放屁、懂得跟孩子撒嬌的女人。

　　外婆剛檢查出失智時，我還沒有學營養，不理解身體，只能很被動的望著她的失智與強迫症帶給家人喘不過氣的壓力。最後全家不捨的見她搬進安養院。在充滿尿騷味的安養院，眼睜睜見她從看到我們會笑，到漸漸不再認識我們。

　　外婆高壽時離開，我早已記不得她有多久不認得我了，卻依舊能感受到照顧外婆的家人身上所承受的重擔與掙扎。家人來電告訴我她走的時候，我坐在床上大哭，先生安慰我，我抬臉跟他說，我是想慶祝，慶祝她解脫了、慶祝大家都解脫了。這世界上，沒有什麼比見到自己最愛的人被折磨更痛苦的事了。

　　這，就是爲什麼大家都怕變老。這，就是爲什麼我要拚命翻書研究，因爲我對自己父母最大的願望並不是長壽，我衷心祝福他們能得到的，是此生一直都是自由的，想去哪都可以去，想做什麼都做得到。我期盼他們活得不只有體力，而且有尊嚴、有品質，不被藥物牽制。我要他們永遠、永遠、永遠都不會忘記，他們是怎麼樣的被愛著。

　　不知從什麼時候開始，與我同年紀的人開始進醫院。不知從什麼時候開始，我自己身體失衡生病時，反彈速度變慢了。我開始覺得大家說的話不同了，很多

人會說：「年紀大了，就是不一樣。」我膝蓋不舒服時，有人叫我少走點路。我爬上爬下時，有人跟我說這樣很危險。我開始看到同年齡的朋友限制自己的飲食、限制自己的活動，甚至限制自己能做多少夢。茶餘飯後聊天時，我聽到的是大家開始不敢做這個、不敢做那個，社群上有人提到該開始保養了，因為到了中年已經走下坡了。他們說：「家裡有老有小，夠用就好了，不要隨便冒險。」我檢討自己，想知道我當初有沒有對外婆說過這樣的話？

如果我曾經對外婆說過這樣的話，那我想收回。要是我知道，有一天她會失去記憶、會失去自理的能力，當她還會笑、還能走時，她想做什麼，我一定不會潑她冷水，我一定不會跟她說，你不要這樣、你不要那樣。我會說：去試試，好好享受那個過程。我會跟外婆說，年輕不是一副身體可以定義的，年輕其實是一種態度。那個態度是只要我還能，我就想嘗試！那個態度是如果我有夢，現在不追更待何時？那是一種無所懼的態度，那是一種再賭一把的態度。

我期盼，我們每一個人從出生到死亡，都能帶著這種態度生活，而不只是在生存。我期盼我的父母和我愛的所有人，能在身體失衡時，帶著這樣的態度，給自我痊癒力量一個機會。不管我能活多久，我都期盼我的子女在為我送行時，並不是慶祝死亡和解脫，而是慶祝我日日用這樣的態度所擁抱的生命。

我祝福你們，能夠在了解根源的運作下，有方法、不盲從的按自己所需照顧自己的身體，享受身體帶給你的生命力，大膽體驗人生，日日都年輕！

◆　◆　◆

這本書是我的編輯郁慧，在細心了解讀者需求後，精心規劃的。她不只有整個書的輪廓願景，她還有不可思議的時間管理能力。我必須要說，這是我第一次出書被編輯追稿，不只如此，我其實滿怕打開她看過後的稿子，因為我知道她會把我本來模糊不清的地方，點得清清楚楚。我常被她問得滿心不耐煩，但是最終

也只能乖乖的回頭查資料。

這本書裡所描述的疾病都是我在諮商裡常見的問題，我可能在最初接觸這些病症時，都曾查過資料翻過書，但是，這次再重新檢視（被郁慧逼的），才驚訝的發現，研究都已大大的往前跨步了。我很欣慰的感嘆，不管利益如何介入研究和政策，身體的運作原則卻始終只有一個，因為它不可能被左右或收買，真心好奇想了解身體的研究者，最終一定會把「真相」這個大拼圖拼出來。特別要說明的是，本書中所使用的文獻很多是追溯古早的研究，因為古早的研究常常還沒有被利益左右。

還要特別感謝我的協力編輯宛玲，跟隨著郁慧逼迫我重新審視原本自以為已經很了解的病症。也要謝謝我的經紀團隊，從來不計成本移山倒海的調度資源，總是讓我的創意有自由揮灑的空間，因為有他們，所以我的夢想有家。

在寫這本書的期間，我的小女兒考上了駕照。我記得我不再需要接送孩子的那個下午，等不及的在門口迎接她，問她早上我沒起床幫她做早餐，她是否應付得來。她笑著對我說：「媽媽，我能處理的，你不用擔心我，你現在有更多時間去做你想做的事。」

我最感謝的是我的先生，我寫的書，他一個字看不懂，因為他不會唸中文。但是我趕稿時，他總是那個趕回家把菜買好、把菜做好才叫我吃飯的人。他在矽谷科技公司任高職，進家門時卻完全脫去一切頭銜只做我的先生，此生能與他結為夫妻，實在不枉活過。

過去七年，如果沒有一群強大的專業人士，沒有無怨無悔支持我的家人和讀者，近百萬字無法活躍於紙上書中。我知道自己是幸福的，打從心底的感恩生命中有你們。

最後我想說，這本書，並不是我寫給父母的，這本書是我被他們的生活態度感動而想與大家分享解放和解脫的方法。我爸爸已滿頭白髮，媽媽因為年輕時不當減重而造成膝蓋受傷，但我從沒有見過他們被自己的年齡限制，他們最常問的

問題是：「我要怎麼樣才能繼續貢獻？」

　　由於我的專業是健康，我的親人都有「一定要健康」的壓力，承受最大壓力的人，無疑是我的父母。但是，在這樣的壓力下，他們依舊保有獨立思考的能力，我見他們總是彙整各方來的健康資訊，再依自己感覺下決策。他們巨人般的扛起這樣的壓力，讓我能繼續在他們的懷抱裡單純的做一個孩子，不知是我哪輩子修來的福氣。

　　做為一個孩子，要我說我不希望他們倆活到 300 歲，其實是謊言。我無法想像，當我分享看見孩子成長的喜悅，分享我在婚姻裡的醒悟，分享我的研究結果，分享八卦時，他倆不在那裡跟著我又笑又哭。

　　爸媽，我希望這本書裡寫的病症，你們能夠遠離預防！我希望你們活到 350 歲，一直一直陪著我們，永遠永遠不要忘記，你們是如何的被深深愛著。

參考資料

Part 1 食療保健四大天王

1 | 消化

1. Recker, R.R. (1985, Jul 11). Calcium absorption and achlorhydria. *N Engl J Med*, 313(2): 70-3.

2. Champagne, E.T. (1989). Low gastric hydrochloric acid secretion and mineral bioavailability. *Adv Exp Med Biol*, 249: 173-84.

3. Allen, A. and Flemstrom, G. (2005, Jan). Gastroduodenal mucus bicarbonate barrier: Protection against acid and pepsin. *Am J Physiol Cell Physiol*, 288(1): C1-19.

4. https://chem.libretexts.org/Core/Physical_and_Theoretical_Chemistry/Acids_and_Bases/Acids_and_Bases_in_Aqueous_Solutions/Water_Autoionization

5. Yago, M., Frymoyer, A., Smelick, G., etc. (2013, Nov 4). Gastric re-acidification with betaine HCl in healthy volunteers with rabeprazole-induced hypochlorhydria. *Mol Pharm*, 10(11): 4032-4037.

6. Reimer, C., Søndergaard, B., Hilsted, L., and Bytzer, P. (2009, Jul). Proton-pump inhibitor therapy induces acid-related symptoms in healthy volunteers after withdrawal of therapy. *Gastroenterology*, 137(1): 80-7.

7. 消化最重要的參考資料：Wright, L. (2001). *Why Stomach Acid is Good for You: Natural Relief from Heartburn, Indigestion, Reflux and GERD*, Maryland: M. Evans.

2 | 血糖

8. Lustig, R.H. (2010). Fructose: Metabolic, hedonic, and societal parallels with ethanol. *J Am Diet Assoc*, 110(9): 1307-21.

Part 2 這些慢性病是怎麼來的？該怎麼改善？

2 | 高血糖 / 低血糖 / 糖尿病

9. American Diabetes Association, http://www.diabetes.org/living-with-diabetes/treatment-and-care/blood-glucose-control/hypoglycemia-low-blood.html?referrer=https://www.google.com/

3 | 心血管堵塞 / 血管硬化

10. Chapin, J. and Hajjar, K. (2015, Jan). Fibrinolysis and the control of blood coagulation. *Blood Rev*, 29(1): 17-24.

11. Rabbani, N., Godfrey, L., Xue, M., Shaheen, F., Geoffrion, M., Milne, R., and Thornalley, P.J. (2011, Jul). Glycation of LDL by methylglyoxal increases arterial atherogenicity: A possible contributor to increased risk of cardiovascular disease in diabetes. *Diabetes*, 60(7): 1973-80.

12. Hajjar, D.P. and Hajjar, K.A. (2016, May 31). Alternations of cholestrol metabolism in inflammation-induced atherogenesis. *J Enzymol Metab*: 104.

13. Nieuwdorp, M., Stroes, E.S., Meijers, J.C., and Buller, H. (2005, Apr). Hypercoagulability in the metabolic syndrome. *Curr Opin Pharmacol*, 5(2): 155-9.

14. Palta, S., Saroa, R., and Palta, A. (2014, Sept-Oct). Overview of the coagulation system. *Indian J Anaesth*, 58(5): 515-523.

15. Hajjar, K. and Chapin, J. (2015, Jan). Fibrinolysis and the control of blood coagulation. *Blood Rev*, 29(1): 17-24.

4 | 牙周病 / 牙齦流血

16. Hussain, M., Stover, C., and Dupont, A. (2015). *P. gingivalis* in Periodontal disease and atherosclerosis–scenes of action for antimicrobial peptides and complement. *Front Immunol*, 6:45.

17. Dhadse, P., Gattani, D., and Mishra, R. (2010, Jul-Sep). The link between periodontal disease and cardiovascular disease: How far we have come in last two decades? *J Indian Soc Periodontol*, 14(3): 148-154.

18. Omori, K., Hanayama, Y., Naruishi, K., Akiyama K., Maeda, H., Otsuka, F., and Takashiba, S. (2014, Dec). Gingival overgrowth caused by vitamin C deficiency associated with metabolic syndrome and severe periodontal infection: A case report. *Clin Case Rep*, 2(6): 286-295.

5 ｜ 手指（手掌）或腳趾（腳掌）發麻

19. Tesfaye, S. and Kempler, P. (2005, May). Painful diabetic neuropathy. *Diabetologia*, 48(5): 805-807.

6 ｜ 飛蚊症

20. Torpy, J., Glass, T., and Glass, R. (2007). Retinopathy. *JAMA*, 298(8): 944.

7 ｜ 視網膜剝離

21. Vieira-Potter, V., Karamichos, D., and Lee, D. (2016). Ocular complications of diabetes and therapeutic approaches. *Biomed Res Int*, 2016: 3801570.

11 ｜ 白內障 / 角膜混濁

22. Bernstein, R.K. (2011). *Dr. Bernstein's Diabetes Solution: The Complete Guide to Achieving Normal Blood Sugars*, New York: Little, Brown and Co.

23. Vinson, J.A. (2006, Aug). Oxidative stress in cataracts. *Pathophysiology*, 13(3): 151-62.

24. Spector, A. (1995, Sep). Oxidative stress-induced cataract: Mechanism of action. *FASEB J*, 9(12): 1173-82.

25. Sharma, K. and Santhoshkumar, P. (2009, Oct). Lens aging: Effects of crystallins. *Biochim Biophys Acta*, 1790(10): 1095-1108.

12 ｜ 聽力退化（重聽） / 耳鳴 / 眩暈

26. Li, X., Li, R., Zhang, Y., Guo, K., and Wu, L. (2013). Effect of diabetes on hearing and cochlear structures. *Journal of Otology*, 8(2).

27. 完整的耳毒性藥物清單，請參閱：Bisht, M. and Bist, S. (2011, Jul). Ototoxicity: The hidden menace. *Indian J Otolaryngol Head Neck Surg*, 63(3): 255-259, https://www.ncbi.nlm.nih.gov/pmc/articles/PMC3138949/

28. Moussavi-Najarkola, S., Khavanin, A., Mirzaei, R., Salehnia, M., Muhammadnejad, A., and Akbari, M. (2012, Oct). Noise-induced outer hair cells' dysfunction and cochlear damage in rabbits. *Iran Red Crescent Med J*, 14(10): 647-656.

29. Minami, S.B., Mutai, H., Suzuki, T., Horii, A., Oishi, N., Wasano, K., Katsura, M., Tanaka, F., Takiguchi, T., Fujii, M., and Kaga, K. (2017, Oct). Microbiomes of the normal middle ear and ears with chronic otitis media. *Laryngoscope*, 127(10): E371-E377.

13 ｜ 高血壓 / 低血壓

30. Fraser, R. (1984, Jul). Disorders of the adrenals cortex: Their effects on electrolyte metabolism. *Clin Endocrinol Metab*, 13(2): 413-30.

31. Batmanghelidj, F. (2008). *Water for Health, for Healing, for Life: You're Not Sick, You're Thirsty!* New York City: Grand Central.

32. Calhoun, D. and Harding, S. (2010, Aug). Sleep and hypertension. *Chest*, 138(2): 434-443.

33. Fitzsimons, J.T. (1998). Angiotensin, thirst, and sodium appetite. *Physiol. Rev*, 78: 583-686.

34. Mortensen, S.P., Svendsen, J.H., Ersbøll, M., Hellsten, Y., Secher, N.H., and Saltin, B. (2013, May). Skeletal muscle signaling and the heart rate and blood pressure response to exercise: Insight from heart rate pacing during exercise with a trained and a deconditioned muscle group. *Hypertension*, 61(5): 1126-33.

14 ｜ 痛風 / 尿酸過高

35. Andreade, J., Kang, H., Greffin, S., Garcia Rosa, M., and Lugon, J. (2014, Oct). Serum uric acid and disorders of glucose metabolism: The role of glycosuria. *Braz J Med Biol Res*, 47(10): 917-923.

36. Liu, K., Swann, D., Lee, P., and Lam, K.W. (1984, Aug). Inhibition of oxidative degradation of hyaluronic acid by uric acid. *Curr Eye Res*, 3(8): 1049-53.

37. Wang, Y., Lin, Z., Zhang, B., Nie, A., and Bian, M. (2017). Cichorium intybus L. promotes intestinal uric acid excretion by modulating ABCG2 in experimental hyperuricemia. *Nutr Metab (Lond)*, 14:38.

38. Hosomi, A., Nakanishi, T., Fujita, T., and Tamai, I. (2012). Extra-renal elimination of uric acid via intestinal efflux transporter BCRP/ABCG2. *PLoS One*, 7(2): e30456.

39. Guo et al. (2016). Intestinal microbiota distinguish gout patients from healthy humans. *Scientific Reports*, 6: 20602.

40. 同 39。

41. Nettleton, J.A. (1991, Mar). Omega-3 fatty acids: Comparison of plant and seafood sources in human nutrition. *J Am Diet Assoc*, 91(3): 331-7.

15 ｜ 腎功能減退

42. Pramanik, D. (2007). *Principles of Physiology* (p.286), London, UK: Jaypee Brothers Medical Publishers.

43. Pourghasem, M., Shafi, H., and Babazadeh, Z. (2015, Summer). Histological changes of kidney in diabetic nephropathy. *Caspian J Intern Med*, 6(3): 120-7.

44. Hladky, S. and Rink, T.J. (1986). *Body Fluid and Kidney Physiology*, UK: Edward Arnold Ltd.

45. Mitch, W. and Klahr, S. (2002). *Handbook of Nutrition and the Kidney (fourth edition)*, Philadelphia: Lippincott Williams & Wilkins, a Wolters Kluwer Business.

16 ｜ 失智症

46. Suzanne, S. and Wands, J. (2008, Nov). Alzheimer's disease is type 3 diabetes-evidence reviewed. *J Diabetes Sci Technol*, 2(6): 1101-1113.

47. Barbagallo, M. and Dominguez, L. (2014, Dec). Type 2 diabetes mellitus and Alzheimer's disease. *World J Diabetes*, 15, 5(6): 889-893.

48. 資料來源：https://www.accessdata.fda.gov/drugsatfda_docs/label/2009/020702s057lbl.pdf

49. *Lipitor, Thief of Memory* (2006), *Statin Drug Side Effect* (2006), *The Statin Damage Crisis* (2010), *The Dark Side of Statin* (2017).

17 ｜ 女性更年期

50. Kinuta, K., Tanaka, H., Moriwake, T., Aya, A., Kato, S., and Seino, Y. (2000, Apr). Vitamin D is an important factor in estrogen biosynthesis of both female and male gonads. *Endocrinology*, 141(4): 1317-24.

18 ｜ 男性更年期

51. Wright, J. (1999). *Maximize Your Vitality and Potency*, Walnut Creek, CA: Smart Publications.

52. Williams, G. (2012, Apr 4). Aromatase up-regulation, insulin and raised intracellular oestrogens in men, induce adiposity, metabolic syndrome and prostate disease, via aberrant ER-α and GPER signalling. *Mol Cell Endocrinol*, 351(2): 269-78.

53. 同 52。

54. Netter, A., Hartoma, R., and Nahoul, K. (1981, Aug). Effect of zinc administration on plasma testosterone, dihydrotestosterone, and sperm count. *Arch Androl*, 7(1): 69-73.

19 ｜ 帕金森氏症

55. Adams, C. and Kumar, R. (2013, Oct). The effect of estrogen in a man with Parkinson's disease and a review of its therapeutic potential. *Int J Neurosci*, 123(10): 741-2.

56. Saunders-Pullman, R., Gordon-Elliott, J., Parides, M., Fahn, S., Saunders, H.R., and

Bressman, S. (1999, Apr 22). The effect of estrogen replacement on early Parkinson's disease. *Neurology*, 52(7): 1417-21.

57. McEwen, B. (1999). The molecular and neuroanatomical basis for estrogen effects in the central nervous system. *J Clin Endocrinol Metab*, 84(6): 1790-1797.

58. Elvis, A.M. and Ekta, J.S. (2011). Ozone therapy: A clinical review. *Journal of Natural Science, Biology, and Medicine*, 2(1): 66-70.

20 │ 陰道發炎（陰道乾、陰道癢、陰道有異味）

59. Krause, M., Wheeler, T., Snyder, T., and Richter, H. (2009, May). Local effects of vaginal administered estrogen therapy: A review. *J Pelvic Med Surg*, 15(3): 105-114.

60. Freter, R., Brickner, H., Botney, M., Cleven, D., and Aranki, A. (1983). Mechanisms that control bacterial populations in continuous-flow culture models of mouse large intestinal flora. *Infect Immun*, 39: 676-685.

61. Pereira, F.C. And Berry, D. (2017, Apr). Microbial nutrient niches in the gut. *Environ Microbiol*, 19(4): 1366-1378.

62. Clarke, M., Rodriguez, A., Gage, J., Herrero, R., Hildesheim, A., Wacholder, S., Burk, R., and Schiffman, M. (2012). A large, population-based study of age-related associations between vaginal pH and human papillomavirus infection. *BMC Infect Dis*, 12:33.

63. Sarah, S., Michelle, T., and Gregor, R. (2008). Vaginal microbiota and the use of probiotics. *Interdiscip Perspect Infect Dis*, 256490.

64. Lloyd-Price, J., Abu-Ali, G., and Huttenhower, C. (2016). The healthy human microbiome. *Genome Med*, 8:51.

65. Jefferies, W.M. (1991, March). Cortisol and immunity. *Med Hypotheses*, 34(3): 198-208.

66. Coondoo, A., Phiske, M., Verma, S., and Lahiri, K. (2014, Oct-Dec). Side-effects of topical steroids: A long overdue revisit. *Indian Dermatol Online J*, 5(4): 416-425.

21 │ 甲狀腺亢進 / 甲狀腺機能減退

67. Zhu, X., Kusaka, Y., Sato, K., and Zhang, Q. (2000, Jan). The endocrine disruptive effects of mercury. *Environ Health Prev Med*, 4(4): 174-183.

68. Soldin O., O'Mara, D., and Aschner, M. (2008, Winter). Thyroid hormones and methylmercury toxicity. *Bio Trace Elem Res*, 126(0): 1-12.

22 | 乾眼症 / 突眼症

69. Wu, P. (2000, Winter). Thyroid disease and diabetes. *Clinical Diabetes*, 18(1).

23 | 骨質疏鬆 / 蛀牙 / 指甲頭髮易斷裂 / 心律不整 / 抽筋

70. Padbury, A.D., Tözüm, T.F., Ealba, E.L., West, B.T., Burney, R.E., Gauger, P.G., Giannobile, W.V., and McCauley, L.K. (2006, Sep). The impact of primary hyperparathyroidism on the oral cavity. *J Clin Endocrinol Metab*, 91(9): 3439-45.

71. Watts, D. (1995). *Trace Elements and Other Essential Nutrients*, Dallas: Writer's B-L-O-C-K.

24 | 腎結石 / 膽結石

72. Anurag, L., Vijaya, S., Varsha, J., Tushar, B., Padma, M., and Nalini, S. (2012, Mar-Apr). Renal manifestations of primary hyperparathyroidism. *Indian J Endocrinol Metab*, 16(2): 258-262.

73. Bhadada, S.K., Bhansali, A., Shah, V.N., Behera, A., Ravikiran, M., and Santosh, R. (2011, Mar-Apr). High prevalence of cholelithiasis in primary hyperparathyroidism: A retrospective analysis of 120 cases. *Indian J Gastroenterol*, 30(2): 100-101.

74. Lynn, J., Williams, L., O'Brien, J., Wittenberg, J., and Egdahl, R.H. (1973, Oct). Effects of estrogen upon bile: Implications with respect to gallstone formation. *Ann Surg*, 178(4): 514-524.

75. Uhler, M.L., Mark, J.W., and Judd, H.L. (2000, May-Jun). Estrogen replacement therapy and gallbladder disease in postmenopausal women. *Menopause*, 7(3): 162-7.

76. Maalouf, N.M., Sato, A.H., Welch, B.J., Howard, B.V., Cochrane, B.B., Sakhaee, K., and Robbins, J.A. (2010). Postmenopausal hormone use and the risk of nephrolithiasis: Results from the women's health initiative hormone therapy trials. *Archives of Internal Medicine*, 170 (18): 1678.

77. Etminan, M., Delaney, J., Bressler, B., and Brophy, J. (2011, May 17). Oral contraceptives and the risk of gallbladder disease: A comparative safety study. *CMAJ*, 183(8): 899-904.

78. Wang, H., Liu, M., Clegg, D., Portincasa, P., and Wang, D. (2009, Nov). New insights into the molecular mechanisms underlying effects of estrogen on cholesterol gallstone formation. *Biochim Biophys Acta*, 1791(11): 1037-1047.

79. Schernhammer, E.S., Leitzmann, M.F., Michaud, D.S., Speizer, F.E., Giovannucci, E., Colditz, G.A., and Fuchs, C.S. (2003, Jan 13). Cholescystectomy and the risk for developing

colorectal cancer and distal colorectal adenomas. *Br J Cancer*, 88(1): 79-83.

80. Turunen, M.J. and Kivilaakso, E.O. (1981, Nov). Increased risk of colorectal cancer after cholecystectomy. *Ann Surg*, 194(5): 639-641.

81. Zhang, J., Prizment, A.E., Dhakal, I.B., and Anderson, K.E. (2014, Apr 29). Cholecystectomy, gallstones, tonsillectomy, and pancreatic cancer risk: A population-based case-control study in Minnesota. *Br J Cancer*, 110(9): 2348-2353.

25 | 憂鬱

82. 資料來源：美國心理健康研究中心，https://www.nimh.nih.gov/health/topics/depression/index.shtml#part_145397

83. Andrews, E.L. (1997, Sep 9). In Germany, humble herb is a rival to Prozac. *The New York Times*. Retrieved from http://www.nytimes.com/1997/09/09/science/in-germany-humble-herb-is-a-rival-to-prozac.html

26 | 睡眠問題 / 呼吸中止症

84. Unnikrishnan, D., Jun, J., and Polotsky, V. (2015, Mar). Inflammation in sleep apnea: An update. *Rev Endocr Metab Disord*, 16(1): 25-34.

85. Brett, J. and Murnion, B. (2015, Oct). Management of benzodiazepine misuse and dependence. *Aust Prescr*, 38(5): 152-155.

86. Macey, P.M., Sarma, M.K., Nagarajan, R., Aysola, R., Siegel, J.M., Harper, R.M., and Thomas, M.A. (2016, Aug). Obstructive sleep apnea is associated with low GABA and high glutamate in the insular cortex. *J Sleep Res*, 25 (4): 390-4.

87. Pereira, A., Mao, X., Jiang, C., Kang, G., Milrad, S., McEwen, B., Krieger, A., and Shungu, D. (2017, Sep 19). Dorsolateral prefrontal cortex GABA deficit in older adults with sleep-disordered breathing. *Proceedings of the National Academy of Sciences*, 114(38): 10250-10255.

28 | 攝護腺腫大

88. Fung, J. and Berger, A. (2016). Hyperinsulinemia and insulin resistance: Scope of the problem. *Journal of Insulin Resistance*, 1(1), a18.

89. Rao, P.M., Kelly, D.M., and Jones, T.H. (2013, Aug). Testosterone and insulin resistance in the metabolic syndrome and T2DM in men. *Nat Rev Endocrinol*, 9(8): 479-93.

90. 同 52。

91. Nicholson, T.M. and Ricke, W.A. (2011, Nov-Dec). Androgens and estrogens in benign prostatic hyperplasia: Past, present and future. *Differentiation*, 82(4-5): 184-99.

29 | 尿失禁

92. Golbidi, S. and Laher, I. (2010). Bladder dysfunction in diabetes mellitus. *Front Pharmacol*, 1:136.

93. Kaplan, S.A. and Blaivas, J.G. (1988, Jul-Sep). Diabetic cystopathy. *J Diabet Complications*, 2(3): 133-9.

94. Kim, D.K. Chancellor, M. (2006, Spring). Is estrogen for urinary incontinence good or bad? *Rev Urol*, 8(2): 91-92.

95. Nitti, V. (2001). The prevalence of urinary incontinence. *Rev Urol*, 3 (Suppl 1): S2-S6.

96. Karazindiyanoğlu, S. and Cayan, S. (2008, Sep). The effect of testosterone therapy on lower urinary tract symptoms/bladder and sexual functions in men with symptomatic late-onset hypogonadism. *Aging Male*, 11(3): 146-9.

97. Holyland, K., Vasdev, N., Abrof, A., and Boustead, G. (2014). Post-radical prostatectomy incontinence: Etiology and prevention. *Rev Urol*, 16(4): 181-188.

98. Kadar, N. and Nelson, J.H. (1984, Sep). Treatment of urinary incontinence after radical hysterectomy. *Obstet Gynecol*, 64(3): 400-5.

30 | 性欲降低

99. Om, A.S. and Chung, K.W. (1996, Apr). Dietary zinc deficiency alters 5 alpha-reduction and aromatization of testosterone and androgen and estrogen receptors in rat liver. *J Nutr*, 126(4): 842-8.

31 | 不舉 / 早洩

100. Giuliano, F. and Clément, P. (2006, Sep). Serotonin and premature ejaculation: From physiology to patient management. *Eur Urol*, 50(3): 454-66.

101. Barth, C., Villringer, A., and Sacher, J. (2015). Sex hormones affect neurotransmitters and shape the adult female brain during hormonal transition periods. *Front Neurosci*, 9:37.

102. Kinsey, A. (1948). *Sexual Behavior in the Human Male*, Philadelphia: W. B. Saunders Co.

103. Roman, V., Walstra, I., Luiten, P.G., and Meerlo, P. (2005, Dec). Too little sleep gradually

desensitizes the serotonin 1 A receptor system. *Sleep*, 28(12): 1505-10.

104. Lebret, T., Herve, J.M., Gorny, P., Worcel, M., and Botto, H. (2002, Jun). Efficacy and safety of a novel combination of L-arginine glutamate and yohimbine hydrochloride: A new oral therapy for erectile dysfunction. *Eur Urol*, 41(6): 608-13.

105. Gareri, P., Castagna, A., Francomano, D., Cerminara, G., and De Fazio, P. (2014). Erectile dysfunction in the elderly: An old widespread issue with novel treatment perspectives. *International Journal of Endocrinology*, 2014: 878670.

106. Rizvi, K., Hampson, J.P., and Harvey, J.N. (2002, Feb). Do lipid-lowering drugs cause erectile dysfunction? A systematic review. *Fam Pract*, 19(1): 95-8.

32 | 退化性關節炎 / 椎間盤退化症 / 筋膜炎 / 皺紋 / 骨刺

107. Rui, L. (2014, Jan). Energy metabolism in the liver. *Compr Physiol*, 4(1): 177-97.

108. McKay, L. and Cidlowski, J.A. (2003). *Physiologic and Pharmacologic Effects of Corticosteroids*, Hamilton (ON): BC Decker.

109. Lorenzen, I. (1969). Glucocorticoids in the connective tissue diseases. *Acta Medica Scandinavica*, 185: 29-33.

110. Steven, F., Brian, H., and Graham, R. (2002). The vasculature and its role in the damaged and healing tendon. *Arthritis Res*, 4(4): 252-260.

111. Bray, R.C., Leonard, C.A., and Salo, P.T. (2002, Sep). Vascular physiology and long-term healing of partial ligament tears. *J Orthop Res*, 20(5): 984-9.

112. Rovati, L., Federica, G., and Stefano, P. (2012, Jun). Crystalline glucosamine sulfate in the management of knee osteoarthritis: Efficacy, safety, and pharmacokinetic properties. *Ther Adv. Musculoskelet Dis*, 4(3): 167-180.

113. Persiani, S., Rotini, R., Trisolino, G., Rovati, L.C., Locatelli, M., Paganini, D., Antonioli, D., and Roda, A. (2007, Jul). Synovial and plasma glucosamine concentrations in osteoarthritic patients following oral crystalline glucosamine sulphate at therapeutic dose. *Osteoarthritis Cartilage*, 15(7): 764-72.

114. McArthur, B., Dy, C., Fabricant, P., and Gonzale Della Valle, A. (2012). Long term safety, efficacy, and patient acceptability of hyaluronic acid injection in patients with painful osteoarthritis of the knee. *Patient Prefer Adherence*, 6: 905-910.

115. Hauser, R., Lackner, J., Steilen-Matias, D., and Harris, D. (2016). A systematic review of dextrose prolotherapy for chronic musculoskeletal pain. *Clin Med Insights Arthritis Musculoskelet Disord*, 9: 139-159.

33 | 五十肩

116. Krause, M., Wheeler, T., Snyder, T., and Richter, H. (2009, May). Local effects of vaginal administered estrogen therapy: A review. *J Pelvic Med Surg*, 15(3): 105-114.

117. Sniekers, Y.H., Weinans, H., Bierma-Zeinstra, S.M., van Leeuwen, J.P., and van Osch, G.J. (2008, May). Animal models for osteoarthritis: The effect of ovariectomy and estrogen treatment–a systematic approach. *Osteoarthritis Cartilage*, 16(5): 533-41.

118. Roman-Blas, J., Castaneda, S., Largo, R., and Herrero-Beaumont, G. (2009). Osteoarthritis associated with estrogen deficiency. *Arthritis Res Ther*, 11(5): 241.

119. Connell, D., Padmanabhan, R., and Buchbinder, R. (2002, Aug). Adhesive capsulitis: Role of MR imaging in differential diagnosis. *Eur Radiol*, 12(8): 2100-6.

120. Norton, J., Bollinger, R., Chang, A., and Lowry, S. (2000). *Surgery: Basic Science and Clinical Evidence*, New York: Springer Science+Business Media.

34 | 肌少症

121. Walston, J. (2012, Nov). Sarcopenia in older adults. *Curr Opin Rheumatol*, 24(6): 623-627.

35 | 癌症

122. Dvorak, H.F. (1986). Tumors: Wounds that do not heal. Similarities between tumor stroma generation and wound healing. *N Engl J Med*, 315: 1650-1659.

123. Coussens, L. and Werb, Z. (2002, Dec 19). Inflammation and cancer. *Nature*, 420(6917): 860-867.

124. Zheng, J., Song, F., Lu, S.L., and Wang, X.Q. (2014, May). Dynamic hypoxia in scar tissue during human hypertrophic scar progression. *Dermatol Surg*, 40(5): 511-8.

125. Sen, C. (2009). Wound healing essentials: Let there be oxygen. *Wound Repair Regen*, 17(1): 1-18.

126. Gatenby, R.A. and Gillies, R.J. (2004, Nov). Why do cancers have high aerobic glycolysis? *Nat Rev Cancer*, 4(11): 891-9.

127. 同 123。

128. Classen, J.B. (2014). Review of vaccine induced immune overload and the resulting epidemics of Type 1 Diabetes and Metabolic Syndrome, emphasis on explaining the recent accelerations in the risk of prediabetes and other immune mediated diseases. *J Mol Genet Med*, S1: 025.

129. Kauffman, G. (1989, Feb). Aspirin-induced gastric mucosal injury: Lessons learned from animal models. *Gastroenterology*, 96 (2 Pt 2 Suppl): 606-14.

130. Rapaport, M.J. and Lebwohl, M. (2003, May-Jun). Corticosteroid addiction and withdrawal in the atopic: The red burning skin syndrome. *Clin Dermatol*, 21(3): 201-14.

131. Evans, J.M., McMahon, A.D., Steinke, D.T., McAlpine, R.R., and MacDonald, T.M. (1998, Nov). Do H2-receptor antagonists cause acute pancreatitis? *Pharmacoepidemiol Drug Saf*, 7(6): 383-8.

132. Atilla, K., Altun, A., Baĝcivan, I., Koyuncu, A., Topcu, O., Aydin, C., and Kaya, T. (2011). Effects of proton pump inhibitors and H2 receptor antagonists on the ileum motility. *Gastroenterol Res Pract*, 2011: 218342.

133. Slavich, G. and Irwin, M. (2014, May). From stress to inflammation and major depressive disorder: A social signal transduction theory of depression. *Psychol Bull*, 140(3): 774-815.

36 | 自體免疫系統疾病

134. Straub, R. (2014). Interaction of the endocrine system with inflammation: A function of energy and volume regulation. *Arthritis Res Ther*, 16(1): 203.

135. Csaba, G. (2014, Sep). Hormones in the immune system and their possible role: A critical review. *Acta Microbiol Immunol Hung*, 61(3): 241-60.

136. Abou-Raya, S., Abou-Raya, A., Naim, A., and Abuelkheir, H. (2007, Jun). Chronic inflammatory autoimmune disorders and atherosclerosis. *Ann N Y Acad Sci*, 1107: 56-67.

137. 同 124。

138. Knight, H. (2015, Aug 7). How chronic inflammation can lead to cancer: Researchers discover how the immune system can create cancerous DNA mutations when fighting off infection. Retrieved from http://news.mit.edu/2015/how-chronic-inflammation-can-lead-to-cancer-0807

139. Grivennikov, S., Greten, F., and Karin, M. (2010, Mar 19). Immunity, inflammation, and cancer. *Cell*, 140(6): 883-899.

140. 同 105。

141. Hashimoto, N. (1995, Jun). Collagen disease. Autoimmune disease. *Rinsho Byori*, 43(6), 564-8.

142. Akasaka, K.,Tanaka, T., Kitamura, N., Ohkouchi, S., Tazawa, R., Takada, T., Ichiwata, T., Yamaguchi, E., Hirose, M., Arai, T., Nakano, K., Nei, T., Ishii, H., Handa, T., Inoue, Y., and Nakata, K. (2015, Aug 12). Outcome of corticosteroid administration in autoimmune

pulmonary alveolar proteinosis: A retrospective cohort study. *BMC Pulm Med*, 15:88.

143. Gropper, S. and Smith, J. (2013). *Advance Nutrition and Human Metabolism*, Belmont CA: Wadsworth.

144. Pelton, R. and Lavalle, J. (2000). *The Nutritional Cost of Prescription Drugs: How to Maintain Good Nutrition While Using Prescription Drugs*, Eaglewood: Morton.

145. Coutinho, A. and Chapman, K. (2011, Mar 15). The anti-inflammatory and immunosuppressive effects of glucocorticoids, recent developments and mechanistic insights. *Mol Cell Endocrinol*, 335 (1): 2-13.

146. 同 126。

147. De Nadai, T.R., De Nadai, M.N., Albuquerque, A.A.S., De Carvalho, M.T.M., Celotto, A.C., and Evora, P.R.B. (2013). Metabolic acidosis treatment as part of a strategy to curb inflammation. *International Journal of Inflammation*, 2013: 601424.

Part 3 預防是最好的養生之道

3 | 視力保健

148. Sommerburg, O., Keunen, J., Bird, A., and van Kuijk, F. (1998, Aug). Fruits and vegetables that are sources for lutein and zeaxanthin: The macular pigment in human eyes. *Br J Ophthalmol*, 82(8): 907-910.

149. Arnold, C., Winter, L., Fröhlich, K., Jentsch, S., Dawczynski, J., Jahreis, G., and Böhm, V. (2013, May). Macular xanthophylls and ω-3 long-chain polyunsaturated fatty acids in age-related macular degeneration: A randomized trial. *JAMA Ophthalmol*, 131(5): 564-72.

6 | 心血管保養、預防三高 / 三低

150. Welty, F.K. (2013, Sep). How do elevated triglycerides and low HDL-cholesterol affect inflammation and atherothrombosis? *Curr Cardio Rep*, 15(9): 400.

151. https://www.cdc.gov/cholesterol/ldl_hdl.htm

152. Kritchevsky, S.B. and Kritchevsky, D. (1992). Serum cholesterol and cancer risk: An epidemiologic perspective. *Annu Rev Nutr*, 12: 391-416.

附錄

153. Luevano-Contreras, C. and Chapman-Novakofski, K. (2010, Dec). Dietary advanced glycation end products and aging. *Nutrients*, 2(12): 1247-1265.

154. http://circ.ahajournals.org/content/early/2017/06/15/CIR.0000000000000510

155. http://www.heart.org/HEARTORG/HealthyLiving/National-Supporters-and-Sponsors_UCM_436493_Article.jsp#.We91qRNSyCS

156. https://www.iarc.fr/en/media-centre/pr/2015/pdfs/pr240_E.pdf

157. Hooda, J., Shah, A., and Zhang, L. (2014, Mar). Heme, an essential nutrient from dietary proteins, critically impacts diverse physiological and pathological processes. *Nutrients*, 6(3): 1080-1102.

158. Domingo, J.L. and Nadal, M. (2017, Jul). Carcinogenicity of consumption of red meat and processed meat: A review of scientific news since the IARC decision. *Food Chem Toxicol*, 105: 256-261.

159. http://www.iarc.fr/en/media-centre/iarcnews/pdf/Monographs-Q&A_Vol114.pdf

國家圖書館出版品預行編目（CIP）資料

根治飲食帶你遠離慢性病/ 賴宇凡著. -- 第一版. --
　臺北市 : 遠見天下文化, 2018.2
　面；　公分
ISBN 978-986-479-323-5(平裝)

1.健康飲食 2.健康法

411.3　　　　　　　　　　　106018301

健康生活 BGH200

根治飲食帶你遠離慢性病
76 種常見慢性病 × 74 種老化症狀全面預防療癒對策

作者 ── 賴宇凡

總編輯 ── 吳佩穎
人文館資深總監 ── 楊郁慧
插畫 ── 小瓶仔（特約）
封面設計 ── 謝佳穎（特約）
封面照片 ── 鄉村人商店提供
內頁設計 ── 劉蔚君（特約）

出版者 ── 遠見天下文化出版股份有限公司
創辦人 ── 高希均、王力行
遠見・天下文化 事業群榮譽董事長 ── 高希均
遠見・天下文化 事業群董事長 ── 王力行
天下文化社長 ── 王力行
天下文化總經理 ── 鄧瑋羚
國際事務開發部兼版權中心總監 ── 潘欣
法律顧問 ── 理律法律事務所陳長文律師
著作權顧問 ── 魏啓翔律師
社址 ── 臺北市104松江路93巷1號
讀者服務專線 ── 02-2662-0012｜傳眞 ── 02-2662-0007；02-2662-0009
電子郵件信箱 ── cwpc@cwgv.com.tw
直接郵撥帳號 ── 1326703-6　遠見天下文化出版股份有限公司

製版廠 ── 中原造像股份有限公司
印刷廠 ── 中原造像股份有限公司
裝訂廠 ── 中原造像股份有限公司
登記證 ── 局版台業字第2517號
總經銷 ── 大和書報圖書股份有限公司｜電話 ── 02-8990-2588
出版日期 ── 2022年4月28日第二版第一次印行
　　　　　　2024年4月 4 日第二版第五次印行

定價 ── NT 500 元
ISBN ── 978-986-479-323-5
書號 ── BGH200
天下文化官網 ── bookzone.cwgv.com.tw

天下文化
BELIEVE IN READING